Knaur
MensSana

Über den Autor:

Wolf Sugata Schneider, geb. 1952, studierte Naturwissenschaften und Philosophie. Zwischen 1971 und 1981 unternahm er ausgedehnte Reisen nach Asien. 1976 lebte er ein halbes Jahr als buddhistischer Mönch in Thailand, 1977 initiierte ihn der Tantra-Meister Osho. Seit 1985 ist Wolf Sugata Schneider Herausgeber der Monatszeitschrift *connection*, 1991 gründete er die gleichnamige Lebensgemeinschaft in Niedertaufkirchen, wo er heute lebt.

Wolf Sugata Schneider

TANTRA
Spiele der Liebe

Knaur
MensSana

Herausgegeben von
Hans Christian Meiser

Besuchen Sie uns im Internet: www.droemer-knaur.de
Alle Titel aus dem Bereich MensSana finden Sie im Internet unter
www.knaur-mens-sana.de

Originalausgabe September 2004

Vignette: Patrick Schier, München
Umschlagmotiv: »Die rot Erblühende«, © Serena Rust, Bad Homburg
Umschlaggestaltung: ZERO Werbeagentur, München
Satz: Pinkuin Satz und Datentechnik, Berlin
Druck und Bindung: Clausen & Bosse, Leck
Printed in Germany
ISBN 3-426-87218-8

2 4 5 3 1

Inhalt

Zehn Jahre danach

Als ich 1993 die erste Fassung dieses Buches schrieb, war Tantra in Deutschland noch ziemlich neu. Erst in den 80er Jahren hatte es seinen Weg aus ein paar Zirkeln Eingeweihter hinaus in größere Kreise gefunden – in verdünnten Aufgüssen auch in die Massenmedien. In Deutschland gab es schon damals ein paar tausend Tantra-Praktizierende, heute sind es vielleicht ein paar zigtausend, vor allem, wenn man die tibetisch-buddhistisch Praktizierenden zu den Neotantrikern hinzurechnet, an die sich dieses Buch vor allem wendet. Die Bedrohung durch Aids war damals noch ganz neu, und die esoterisch-spirituell interessierte Szene war noch viel mehr eine gesellschaftliche Randgruppe, als sie es heute ist.

Aus meiner Sicht als Herausgeber der jährlichen Tantra-Specials der Zeitschrift »connection« und eifriger Leser und Nutzer der verschiedensten, vor allem deutschsprachigen Medien, hat sich die Akzeptanz von Tantra in Deutschland vor allem in folgender Hinsicht verändert:

- Tantra wird immer mehr auch von Ärzten, Psychologen und Theologen empfohlen, also von Vertretern des gesellschaftlichen Mainstreams. Die Tantra Praktizierenden kann man heute immer weniger einer gesellschaftlichen Randgruppe zuordnen.

- Sexualität wird heute viel seltener als teuflisch und viel häufiger als heilig angesehen – was für eine erstaunliche Veränderung eines so tief sitzenden Paradigmas! Selbst die vor der Zeit des Patriarchats weit verbreitete religiös-kultische Verehrung von Frauen, Fruchtbarkeit und Sexualität sowie des Zyklus von Geburt und Tod und der Lebensphasen scheint heute vielen Menschen als etwas ganz Natürliches, das allzu lange ignoriert oder unterdrückt wurde.
- Homosexuell zu sein (schwul wie lesbisch) ist gesellschaftlich wieder weitgehend akzeptiert, wie dies bereits in der Antike der Fall war. Es gibt inzwischen Tantra auch für Schwule, in geringerem Maß (oder weniger sichtbar) auch für Lesbierinnen. Die Neuauflage dieses Buches bleibt dennoch vor allem an Heteros gerichtet.
- Das Internet hat die Kommunikation unter Menschen mit besonderen Interessen – wie etwa ein spezielles Wissen zu erwerben oder Gleichgesinnte zu treffen – revolutioniert. Das gilt auch für Menschen, die an Tantra interessiert sind. Man braucht den Begriff Tantra nur einmal in einer der Suchmaschinen (z. B. Google) einzugeben und erhält eine Fülle informativer Websites mit spezifischen Kontaktmöglichkeiten. Sogar bei tantrischen Fachbegriffen wie *Maithuna* oder *Karezza* und vielen anderen wird man dabei fündig.

In den 70er Jahren ist Tantra von Eingeweihten »die Religion der Zukunft« genannt worden. Auch wenn es wohl eher eine Lebenshaltung oder -philosophie ist als eine Religion: Tantra hat sich heute, 30 Jahre danach, vielfach etabliert und wird die mystischen Philosophien des 21. Jahrhunderts zumindest stark mitbestimmen.

Wolf Sugata Schneider
Niedertaufkirchen, im Frühjahr 2004

Einleitung

Wenn die Liebe dir winkt,
dann folge ihr ...

Kahlil Gibran
(libanesischer Dichter, 1883–1931)

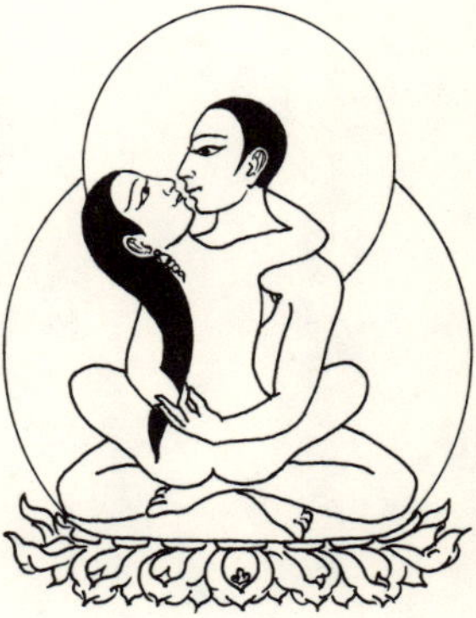

Tantra ist in den letzten Jahren zu einem populären Begriff geworden. Die Gründe hierfür sind vielfältig. Aids hat unser sexuelles Bewusstsein und Verhalten erschüttert. Unsere emotionalen Beziehungen sind im Umbruch und hinterlassen Frauen wie Männer in tiefen Identitätskrisen. Die meisten Religionen mit ihrer Sexual- und Lebensfeindlichkeit und ethischen Hilflosigkeit sind uns suspekt. Wer sucht dort noch nach Weisheit? Ideologiemüde und misstrauisch gegen Glaubenssysteme, sehnen wir uns doch nach wie vor nicht weniger nach Liebe, Glück und Frieden.

Tantra beantwortet diese Sehnsucht mit einer erfahrbaren Praxis. Im innersten Kern ist es einfach ein großes Ja zum Leben.

So manches auf dem hiesigen spirituellen Supermarkt, das den Namen »Tantra« trägt, ist allerdings nicht viel mehr als gut gemeint. In vielem sprühen immerhin ein paar Funken von dem »großen Geist« des Tantra. In einigen Fällen ist das Feuer so lebendig, wie es war und sein kann.

Ich bin überzeugt davon, dass die heutige westliche Gesellschaft ihr eigenes, authentisches Tantra braucht, das unserem Charakter entspricht. Unsere Kultur ist anders als die der Inder oder Tibeter vor ein- oder zweitausend Jahren war, als die wichtigsten Quellen des Tantra entstanden. Und doch gibt es alte Texte, die einen schon beim Lesen in Entzücken versetzen, wie der folgende »Gesang« von Tilopa, der (im Tibet des 11. Jh.) seinem Schüler Naropa mitteilte:

Mahamudra ist jenseits aller Worte und Symbole,
aber dir, Naropa, aufrichtig und treu,
sei dennoch so viel gesagt:
Die Leere braucht keine Stützen,
Mahamudra ruht auf nichts,
ohne jede Anstrengung,
einfach nur, indem du gelöst und natürlich bleibst,
kannst du das Joch zerbrechen
und Befreiung erlangen.

Tantra ist etwas Natürliches, oder es ist nicht Tantra. Es geht mit Leichtigkeit, oder es geht gar nicht. Es führt in die Tiefe, zu all der Erkenntnis, die wir je wollten – oder wir sollten es nicht Tantra nennen. Bewusster Sex, androgyne Liebesweisheit oder ganzheitliches Visualisieren ist auch schon ganz schön, man muss ja nicht gleich alles Tantra nennen, was mit Sex und Bewusstsein zu tun hat und ein gutes Gefühl hinterlässt.

Zu diesem Buch

Wer sich für Tantra interessiert und einfach mal hineinschnuppern will, kann dieses Buch als Einsteiger-Lektüre verwenden, denn es führt geradewegs, und zwar spielerisch, zur Praxis, und nur in der Praxis kann man

Tantra wirklich kennen lernen. Für diejenigen, die bereits wissen, dass Tantra für sie das Richtige ist, und die diesen Weg nun mit Entschiedenheit gehen wollen, kann das Buch eine Vertiefung oder Erweiterung der Praxis sein.
Das Historische und Systematische des Tantra wird in diesem Buch nur kurz berührt, und es ist auch nicht als Handbuch für den Übenden gedacht. Wer hierzu Literatur sucht, findet einige Empfehlungen im Anhang.
Es geht mir hier um das Spielerische im Tantra, um die schier »unerträgliche Leichtigkeit des Seins« (Milan Kundera). Tantra ist keine Körperakrobatik und auch nicht die Art, wie man in Asien oder in Indien Liebe macht. Schon eher kann man Tantra einen uralten spirituellen Weg nennen und eine Liebeskunst, die im mittelalterlichen Indien eine Blütezeit erlebte. Liebe ist ja nicht erst seit Jesus, sondern seit je die Essenz von Spiritualität, jedenfalls die Essenz aller »Wege mit Herz«, von denen so viele Weise, Mystiker und Meister sprachen. Die Liebe und das Spielerische sind im Tantra zentral, seine Übungen entfalten ihre wahre Wirkung erst, wenn sie liebevoll und spielerisch gehandhabt werden. Den theoretischen Hintergrund des Spielerischen habe ich im Kapitel drei angerissen, die praktischen Spiele sind in Kapitel vier bis sechs zu finden.

Dieses Buch braucht nicht von vorn bis hinten der Reihe nach gelesen zu werden. Greif dir einfach ein Kapitel heraus, das dich gerade anspricht. Wenn du Lust hast auf ein Spiel, dann wähl dir aus dem entsprechenden Kapitel (allein, zu zweit, für mehrere) heraus, was passt.

Fast alle Spiele kannst du allein oder mit den von dir gewählten Partnern praktizieren. Manchmal geben sie mit einem guten Spielleiter oder einer guten Spielleiterin allerdings noch wesentlich mehr her, weil ein Leiter für die Einhaltung der Struktur sorgen kann – und wenn man Glück hat, dann hat er oder sie auch ein bisschen Abstand zu den Egos der Teilnehmer und erhöht damit den spirituell-transformativen Charakter des Spiels.
Spiele, die sich als besondere Herausforderung herausstellen könnten, habe ich als solche gekennzeichnet.
Bei allen gilt die *Grundregel:* Tu nichts, was dir zutiefst zuwiderläuft oder wovor du große Angst hast! Es sei denn, du hast einen wirklich vertrauenswürdigen Begleiter dabei, und du legst großen Wert darauf, auch diesen Bereich näher kennen zu lernen, der zunächst Widerstände in dir hervorrufen mag.
Es macht Sinn, die *Spielregeln* einzuhalten. Wenn du ein Spiel abändern willst, mach dir (und eventuellen Partnern) klar, dass du diese Regel nun abänderst, und spiel dann mit der neuen Regel. Das verwässernde Aufweichen von einmal (auch mit dir selbst) vereinbarten Spielregeln kann dazu führen, dass der Spaß oder Nutzen des Spiels verloren geht, indem du etwa gerade über das, worauf es ankommt, hinweggehst.
Was hier als *Spiel* bezeichnet wird, kann auch als *Übung* verstanden werden, also als *Tantra-Übung.* Diese Sichtweise geht davon aus, dass der Mensch ein permanent lernender Organismus ist. Wir hören nie auf, dazuzulernen und uns weiterzuentwickeln. In diesem Sinne sind die aufgeführten Spiele *Lernsituationen*, in denen wir uns mit einem noch wenig bekannten Teil von uns ver-

trauter machen und das entsprechende Verhalten, Fühlen und Denken einüben.

Viele der Spiele kann man auch *Rituale* nennen. Der Ritualcharakter eines Spiels ist stärker, wenn es tiefe, unter der Oberflächenpersönlichkeit ruhende, archetypische Seiten berührt. Es bekommt dadurch einen heiligen Charakter. Auch das Heilige wird im Tantra, ebenso wie das Spielerische, nicht als etwas Begrenztes verstanden. Alles ist heilig. Durch bestimmte Spiele oder Rituale berühren wir diese Ebene aber in besonderem Maße. Vor allem durch unsere Einstellung zu einzelnen Bewegungen und Vorgängen können wir einem potenziell oberflächlichen Geschehen die Tiefe eines Rituals geben.

Nicht zuletzt kann man die Spiele, Rituale und Übungen dieses Buches auch als *Meditationen* verstehen. Genauer gesagt sind es Vorbereitungen für Meditation, denn die eigentliche Meditation, das Versinken in wache Entspanntheit, kann man nicht ohne weiteres durch eine äußere Form herbeiführen. Man kann durch Formen und Übungen aber sehr wohl die Voraussetzungen dafür schaffen und das Ereignis begünstigen.

Üblicherweise nennt man zum Beispiel das Verharren im Lotussitz bei Beobachtung des Ein- und Ausströmens des Atems schlichtweg Meditation, egal, ob dabei die Gnade der Auflösung der Ich-Illusion eintritt oder nicht.

Ebenso erlaube ich mir, auch die Spiele und Übungen dieses Buchs, die allesamt darauf angelegt sind, die Auflösung der Ich-Illusion zu begünstigen, Meditationen zu nennen. Eine Garantie der Wirkung ist damit

nicht gegeben. Im Gegenteil ist es oft eher so, dass diese Auflösung leichter eintritt, wenn die Meditationsübung als Spiel verstanden wird, als wenn man die Auflösung ernsthaft erstrebt.
Gott selbst ist ein Spieler. Er versteckt sich in seinem Tanz und blinzelt uns dabei aus den verblüffendsten, anscheinend »unheiligen« Situationen oft viel unmissverständlicher zu als hinter dem Schleier ernsthafter Übung.

»Shakti« und »Shiva«

Abschließend noch etwas zur Anrede, die im Tantra üblich ist. Männer nennen ihre Frauen »Shakti« und Frauen ihre Männer »Shiva«. Diese Bezeichnung kommt aus dem hinduistischen Tantra des alten Indien, in dem Shiva der Name des höchsten Gottes ist und Shakti seine Geliebte, der weibliche Teil von ihm.
Im modernen Tantra geht man nicht mehr von einem Herrschergott aus, sondern von einem Paar aus zwei gleichwertigen Individuen, das die höchsten, göttlichen Eigenschaften in uns verkörpert. Wenn ein *Tantrika* (das ist die dem Indischen entsprechende Schreibweise für Tantriker, männlich wie weiblich) seine Geliebte als »Shakti« anredet, meint er die Göttin in ihr, wenn sie »Shiva« zu ihm sagt, meint sie den Gott in ihm. Dahinter steht die Vorstellung, dass alle Frauen Verkörperungen der einen Göttin sind und alle Männer Verkörperungen des einen Gottes und dass die beiden in Vereinigung das

ganze Universum verkörpern. Auf dieser Ebene erlischt jede Eifersucht. Trennungen werden nur noch als pro forma empfunden, und die Liebe der sich Vereinigenden umfasst alles, was ist.

1

Liebe, Sex und Tantra

Sex ist nur der erste Schritt, nicht der letzte.
Aber wenn man versäumt, den ersten Schritt zu tun,
versäumt man natürlich auch den letzten.

Osho
(indischer Mystiker, 1931-1990)

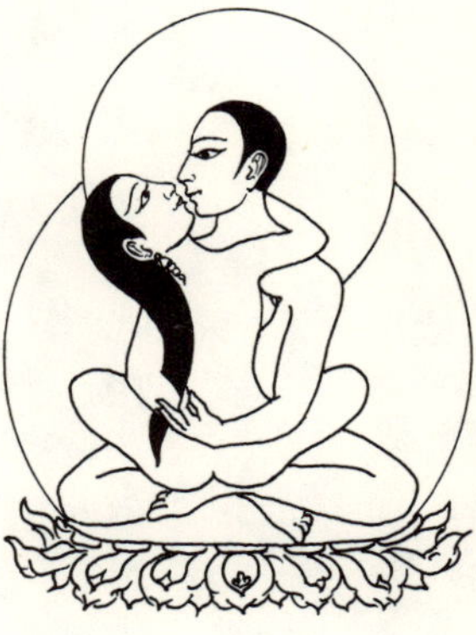

Tantra hat nun auch die westliche Welt ergriffen. Lange Zeit nur einer kleinen Insiderszene bekannt, drang das Wissen über diese geheimnisvolle Liebeskunst aus dem alten Indien seit Ende der 80er Jahre, erst über Fachjournale, dann über Frauenzeitschriften, Boulevardpresse und das Fernsehen mehr und mehr auch in das Mainstream-Bewusstsein ein. Die so verstreuten Botschaften wecken das Bedürfnis nach mehr und genauerer Kenntnis, treffen sie doch auf eine diffuse, gleichwohl starke Sehnsucht.

Mit Tantra scheint es ähnlich zu gehen wie vordem mit Yoga. Yoga ist inzwischen fast so »normal« wie Turnen, Skifahren oder autogenes Training: Yoga für Schwangere, Yoga für Senioren, Yoga für dies und das. Allmählich kann man sich auch vorstellen, am Mittwochabend in die Volkshochschule zum Tantrakurs zu gehen und da nette Menschen kennen zu lernen, denn Tantra ist ebenso wenig wie Yoga eine sektiererische oder elitäre Angelegenheit. Die Wurzeln liegen wie die des Yoga im alten Indien, der Anspruch ist ähnlich universell, mit dem Unterschied, dass Tantra noch sehr viel zeitgemäßere Antworten hat auf die brennenden Fragen des neuen Jahrtausends.

Wie sich nach der Auflösung des jahrtausendealten Patriarchats das neue Verhältnis zwischen Mann und Frau entwickeln wird, ist neben der ökologischen Frage

eine der zentralen Fragen unserer Gesellschaft. Gesucht ist eine weiblichere, liebevollere, natürlichere Lebensweise. Auf dem Weg dahin hat sich schon so mancher im zähen Gespinst vielfältig ineinander greifender alter Strukturen verfangen und dabei Eigenschaften des zu Überwindenden angenommen.
Tantra kann helfen, uns mit neuen Ideen und einer rücksichtsvollen Ethik aus dieser Verstrickung zu lösen. Und dabei werden wir nicht genötigt, in das feste Gebäude einer Ideologie oder Moral einzuziehen. Tantra macht vielmehr Türen auf, uns durch Einsicht, Liebe und eine spielerische Grundeinstellung zum Leben weiterzuentwickeln.
Allerdings: Nicht alles, was sich des Begriffs »Tantra« bedient oder auch bemächtigt, stimmt mit dieser Sicht von Tantra überein.

Was ist Tantra?

Manche verstehen Tantra einfach als sexuelle Freizügigkeit mit religiösem Anspruch. Andere meinen damit geheimnisvolle sexuelle Rituale, also eher das Gegenteil von freizügigem Sex: Die Regeln der Rituale schränken den Sex ein, sei es im hinduistischen, im buddhistischen oder in sonst einem kulturellen Kontext.
In dem weit verbreiteten Buch *Das Tantra der Liebe* von Ashley Thirleby heißt es über Tantra: *»Dieser ritualistische Weg zu sexueller Lust und Ekstase liefert einen immer weiter anwachsenden Fluss sexueller Energie, die*

jedem Verlangen im Leben zur Befriedigung verhilft«, und an anderer Stelle: »*Tantra ist nicht ›meditativ‹. Tantra vermeidet nachdrücklich die üblichen Formen der ›Meditation‹, die als ›repressiver, passiver Vorgang‹ betrachtet wird.*«

Wer die Befriedigung jedes Verlangens verspricht, muss auch an anderer Stelle lügen: »*Tantra kennt weder sexuelle Frustration noch Hemmungen.*«

Auch Tantra trifft bei vielen auf den verbreiteten unauslöschlichen Traum vom sexuellen Paradies auf Erden, das keinen Schmerz und keine Frustration kennt. Das formt sich unter der Überschrift Tantra in der Fantasie zu einer Aufeinanderfolge von Orgasmen, nur unterbrochen von den fleißigen Übungen des brav seine Mantras murmelnden Tantrikers. Eine aufrichtige Darstellung von Tantra kann das Auf und Ab unserer Gefühle, von Erfolg und Misserfolg, Liebe und Lieblosigkeit nicht übersehen. Es ist möglich, dass wir unser Liebesleben verbessern und Genüsse kennen lernen, von denen wir bisher kaum zu träumen wagten. Das Leiden des Individuums aufheben, das sich von der Natur und anderen Menschen getrennt wähnt, können wir nicht. Dieses Leiden aufzuheben vermögen auch nicht die kunstvollste sexuelle Gymnastik, Visualisierungen und heilige Worte.

Jenseits des Ego

Eine tiefer gehende, d.h. realistische Darstellung von Tantra muss deshalb die Meditation betonen, jene Praxis, die zur Transzendenz des »Ich« führt. Ob diese Auflösung des beschränkten Ich-Bewusstseins durch Überschreiten oder durch Einengen von Grenzen erreicht wird, ist der Erleuchtung schließlich egal – beide Wege sind möglich und schon von vielen beschritten worden.

Einen noch so freizügigen und fantasievollen Sex, der über das Ich-Bewusstsein des einzelnen Körpers oder Charakters nicht hinausgeht, würde ich demnach nicht als Tantra bezeichnen, ebenso wenig wie eine Einschränkung des Sex durch Riten, die nicht zur Auflösung innerer Grenzen führen.

Tantra ist nur Tantra, wenn es »religiös« ist.

Ich nenne eine Praxis dann religiös, wenn sie die »Außengrenze« des Ego überwindet und sich an das Ganze wendet, das ungetrennte und untrennbare Ganze, das alle Teile umfasst.

Sexualität, in all ihrer Macht, Lust und natürlichen Intimität ist für uns die ideale Möglichkeit, eine solche Religiosität zu praktizieren. Und eine solche Praxis nenne ich Tantra, wie rituell oder freizügig auch immer sie sich äußern mag.

Dieser Begriff von Religiosität als Transzendenz des Ich-Bewusstseins darf natürlich nicht als Lob von »Unpersönlichkeit«, Regression oder ich-überschreitenden Psychosen verstanden werden. Religiöse Ergriffenheit sieht einer krankhaften Verrücktheit zwar oft täuschend ähnlich, ist im Kern jedoch etwas völlig anderes. Entscheidend dabei ist, dass Religiosität, wie ich sie meine, immer Zugang zum Alltags-Ich bewahrt.

Transzendenz ist auch keine Antihaltung. Das Überschreiten des Ich-Bewusstseins richtet sich gegen nichts – es wäre sonst kein Überschreiten, sondern eine neue Ich-Position.

Für Religionen ist es typisch, dass sich ihr Streben nach Transzendenz häufig in Ablehnung oder Verdrängung des zu Überwindenden, darunter insbesondere Sex, Gier und Wut, verkehrt. Das mündet dann oft in gewaltsame Unterdrückung oder Frömmelei. Auch Tantriker sind in ihrem religiösen Streben – insofern es eben ein Streben ist und keine Verwirklichung – gegen solche Gefahren nicht gefeit. Ihre besondere Beziehung zur Sexualität verringert allerdings die Wahrscheinlichkeit, dass sie von diesen Spielarten der Neurose geplagt werden. Die tantrische Praxis fördert mit ihrer weitgehenden Toleranz, ihrer Haut- und Herzensnähe sogar auf bemerkenswerte Weise psychische Gesundheit. Deshalb kommt es immer häufiger vor, dass sogar klassisch praktizierende Ärzte und Psychologen ihren Klienten Tantragruppen empfehlen – obwohl die wissenschaftliche Untersuchung der Wirkungen tantrischer Praxis noch in den Anfängen steckt.

Einen solchen Anfang macht das Forschungsprojekt von Monika Kattenbeck, die die Wirkungen einer Tantra-Jahresgruppe unter der Leitung von Margo Anand nach wissenschaftlichen Kriterien auf Persönlichkeitsfaktoren, funktionelle und somatische Beschwerden, Beziehungs- und Liebesfähigkeit untersucht hat.[1]

»Nun haben Sie vielleicht schon davon gehört, dass der tantrische Weg von allen buddhistischen Schulungswegen der schnellste, aber auch der gefährlichste ist«, warnt der tibetisch-buddhistische Tantra-Meister Dagyab Kyabgön Rinpoche. *»Ein tibetisches Sprichwort sagt: ›Tantra praktizieren heißt, sich wie eine Schlange in einem senkrecht stehenden Rohr zu bewegen – es geht entweder aufwärts oder abwärts, eine andere Möglichkeit gibt es nicht.‹ Was soll nun an der Sache so gefährlich sein? – Die konventionelle Realität mit all ihren gewohnten und vertrauten Bezugspunkten in Frage zu stellen oder sogar zeitweise zu verlassen ist eine Erfahrung, die den Menschen bis ins Innerste erschüttert.«* Durch solche Warnungen können Neulinge *»leicht den Eindruck bekommen, es handle sich bei den ›Tantrikern‹ um einen Insiderclub, der seine Geheimnisse nicht preisgeben will. Tatsächlich ist es aber so, dass die Geheimnisse sich selbst schützen. Die tantrische Realität ist so beschaffen, dass man, beladen mit dem Marschgepäck einer egozentrischen Grundhaltung, dort nicht Fuß fassen kann. Es funktioniert einfach nicht, weil das geistige Muster einer solchen Einstellung dort von selbst durch den Raster fällt.«*

Aids und die Rache der Götter

Die Bedrohung durch Aids hat uns in unserem bisherigen Umgang mit Sexualität zutiefst verunsichert. Die Tür in eine Welt des sorglosen Sex, die die Pille seit Anfang der 60er Jahre anscheinend öffnete, scheint Aids seit Mitte der 80er Jahre wieder verschlossen zu haben. Unser Verhalten hat sich geändert und auch unser Bewusstsein. Was auch immer wirklich hinter dem unter dem Namen Aids zusammengefassten geheimnisvollen Symptomenkomplex stehen mag, es hat sicherlich auch mit Sex zu tun. Vielleicht hängt dies auf einer tieferen Ebene damit zusammen, dass die so genannte Sexuelle Revolution der 60er und 70er Jahre die Bedeutung eines verantwortlichen und liebevollen Umgangs mit den mächtigen Energien des Sex unterschätzte.

Eines jedoch ist sicher: Wir brauchen Aids nicht zum Totengräber unserer sexuellen Befreiung zu machen. Safersex braucht kein Sextöter zu sein und erst recht kein Liebestöter – und das Praktizieren von Safersex im Falle wechselnder Partner sollte für Tantriker eine Selbstverständlichkeit sein.

Sexualität ist neben Flucht, Angriff und Nahrungsaufnahme die mächtigste unserer Energien, sie ist die fundamentale *kreative* Kraft in unserem Leben, die Kraft, aus der wir erschaffen wurden und mit der wir weiteres Leben erschaffen. Wer Sex wie Tennis oder Radfahren, Bridge oder Basteln nur als ein weiteres Freizeitvergnügen betrachtet, der unterschätzt und vergeudet diese fundamentale Kraft und ihr transformatives Potenzial. Sex verändert unser Leben mehr als alles andere.

Mit wem wir unsere Sexualität leben, ist für uns normalerweise von weitaus größerer Bedeutung, als mit wem wir wohnen oder arbeiten oder sogar, von wem wir finanziell abhängig sind.

Abgestumpft durch Übersexualisierung

Unsere sexuellen Beziehungen sind die wichtigsten Beziehungen in unserem Leben. Sie verdienen es, nicht nur als Quelle von *instant satisfaction* betrachtet zu werden. Die heutige Werbung und Medienwelt überschwemmt uns nicht mehr nur mit Symbolen von Sexualität, sondern mit expliziten, teilweise drastischen Darstellungen von Sex. Die Wirkung auf uns Betrachter ist einerseits: Die Welt dieser schönen, jungen, sexy Menschen ist nicht die meine, aber vielleicht werde ich durch den Kauf eines der angebotenen Produkte ihnen ähnlich oder werde »irgendwie« dort hintransportiert. Andererseits stumpft uns diese Übersättigung ab. Die schier allgegenwärtige, sexüberladene Werbung verführt und übersättigt uns zugleich. Das Resultat ist, dass real sich anbietende Gelegenheiten zum Sex nicht mehr mithalten können und weniger verführerisch wirken. Die tatsächliche sexuelle Aktivität geht zurück, und ebenso liegt der Wert, der gutem Sex gegeben wird, nicht mehr sehr viel höher als der eines guten Essens oder Konzertbesuchs, wie Meinungsumfragen belegen.

Unsere Vorfahren, in Zeiten einer archaischen Religiosität, haben vielleicht gesagt: Der Gott der Sexualität ist ein mächtiger Gott; wer ihn nicht respektvoll behandelt, an dem wird er sich rächen (zum Beispiel durch Aids). Von unserem Wesen, unseren tiefsten Gefühlen und Sehnsüchten her sind wir heute aber nicht so viel anders als damals, auch wenn unsere Umgebung künstlicher ist. Auch heute noch rumort Sex in unseren Tiefen

und bestimmt über Glück und Unglück in unserem Leben wie kaum etwas anderes. Die Göttin des Sex regiert uns auch heute noch, und sie ist eine Göttin der Schöpfung, der Fortpflanzung, der Lust und Lebensenergie. Heute wie damals verdient sie einen wichtigen Platz in unserem Leben.
Dass wir uns heute kaum noch in solchen Mythen ausdrücken, beweist nicht, dass diese Energien für uns weniger wichtig wären. Sexualität ist nach wie vor unsere zentrale und fundamentale Lebensenergie. Aus ihr quillt eine anarchische Kraft, die imstande ist, alle künstlichen Strukturen, die auf sie gebaut wurden, hinwegzuschwemmen.

Liebe ist Meditation

Tantra ist der spirituelle Weg der Liebe, der Sexualität als Ausgangsstoff nutzt, sie verfeinert und entwickelt bis zu den höchsten Formen der Liebe und des Bewusstseins.
Was aber ist Liebe? Generationen von Philosophen haben Liebe zu definieren versucht – von einem allgemein akzeptierten Ergebnis dieser Untersuchungen habe ich nichts gehört. Es muss wohl jede Generation den Begriff für sich neu definieren, oder sogar jedes Individuum. Insofern möchte ich hier hauptsächlich für mich als Individuum sprechen, aber auch für meine Generation.
Mit 21 als Student in München, noch völlig unbeleckt von jeglichem transzendentalen Jargon, war ich mo-

natelang schrecklich verliebt in eine Freundin meiner Schwester. Ihr Schwanken zwischen völliger Offenheit und großer Reserviertheit ließ mich ihr mal sehr nahe kommen, dann wieder weit abseits stehen. Eines Tages besuchte ich sie in ihrer Wohnung und saß nur einfach da. Sie war beim Nähen und ließ sich meine Anwesenheit gefallen. Während meine Gedanken um sie kreisten, wurde mir plötzlich bewusst, dass ich für mich selbst gar nicht mehr da war, ich hatte Augen, Ohren und Empfindungen nur noch für sie.

Nicht immer überwältigt Liebe dermaßen. Es gibt auch gesündere Formen, in denen etwa die Bedürfnisse des eigenen Organismus ein gleichwertiges Anliegen sind neben denen des geliebten anderen. Immer aber ist Liebe Zuwendung, Hinwendung, Widmung, hingebungsvolles Sein mit etwas oder jemand.

Liebe ist letztlich vom Objekt unabhängig. Indem sich die Hinwendung ihrer selbst bewusst wird, kann sie fortbestehen, auch wenn das Objekt sich wandelt. So kann sich das (vermeintlich) selbe Objekt verändern, wie etwa in der Liebesbeziehung zweier sich verändernder Partner. Oder das Objekt wechselt, wenn etwa die Liebe des Dalai Lama mal die eine, mal die andere Zuhörerschaft segnet.

Insofern ist Liebe dasselbe wie Meditation. Der Weg über den andern, den Partner, das Objekt der Anbetung und Liebe, ist allerdings ein sehr schöner und natürlicher Weg zu diesem heiligen Zustand. Bedingungslose Liebe braucht, wie gesagt, keine Bedingungen, sie ist objektunabhängig, jenseits von allen Umständen, sie ist also in dieser Hinsicht dasselbe wie Meditation.

Warum wir auf Tantra warten

Die letzten Jahrzehnte waren weltweit durch rapiden und radikalen Wandel nicht nur der Ökonomie und der politischen Strukturen, sondern auch der menschlichen Beziehungen gekennzeichnet. Bei uns wird die Ehe allmählich durch die »Lebensabschnittspartnerschaft« abgelöst, Familien lösen sich auf, der Anteil der Alleinerziehenden nimmt ständig zu. Währenddessen ist in manchen Ländern die Praxis der Liebesheirat gegenüber der arrangierten Ehe erst im Kommen. In vielen Ländern erkämpfen sich Frauen allmählich dieselben Freiheiten, wie Männer sie seit langem haben, in anderen müssen sie unter dem Schleier verschwinden und werden misshandelt und gedemütigt.

Währenddessen werden die Jobs unsicherer, die Märkte quirliger und die Anforderungen an künftige berufliche und andere Kompetenzen unberechenbarer. Wir steuern auf eine Single-Gesellschaft permanent Lernender, Job-, Liebe-, Wohnung- oder Beziehung-Suchender zu.

In den deutschen Städten besteht heute fast jeder zweite Haushalt aus nur einer Person. Wer mit dreißig oder vierzig noch keinen Partner fürs Leben gefunden hat, braucht nicht mehr zu befürchten, schließlich auf einem leer gefegten Beziehungsmarkt allein dazustehen – und befürchtet das oft trotzdem. Wo es einst nur das Entweder-oder gab – entweder du bist verheiratet, dann toleriert die Gesellschaft deine Sexualität, oder du bist es nicht, dann vergiss besser, dass du als geschlechtliches Wesen geboren wurdest –, wird hierzulande längst ein

breites Spektrum von Beziehungen toleriert: körperliche, geistige, herzliche und alle Mischungsverhältnisse daraus. Freundschaften sehr verschiedener Tiefe und Eigenart dürfen nebeneinander bestehen und zu der Entfaltung der menschlichen Möglichkeiten beitragen. Endlich werden seit ein paar Jahren auch homosexuelle Beziehungen toleriert, Schwule und Lesben müssen sich nicht mehr verstecken, zum Teil gelten sie sogar als besonders innovative und avantgardistische Kräfte in weiten Teilen unserer Gesellschaft.
Die hauptsächlich ökonomische Ehe der einstigen Bauerngesellschaft wurde in den westlichen Gesellschaften durch das Ideal der Liebesehe abgelöst und macht nun allmählich dem Typus der »linearen Monogamie« Platz, einer Abfolge mehr oder weniger bewegter Zweierbeziehungen. Die heutigen Paare sind überwiegend nicht mehr aus ökonomischer Notwendigkeit zusammen, sondern eher von der Idee (seltener von der Praxis) der »großen Liebe« getragen. Und die Tendenz geht, zumindest in spirituell bewegten Kreisen, zum Motiv des Aneinander-Reifens: Wir sind nicht mehr zusammen, weil wir füreinander geschaffen wurden, sondern weil wir aneinander wachsen können.
Dieser letzte Paradigmenwechsel ist noch im Gange. Der in der spirituellen Szene so populäre Begriff der Seelenpartnerschaft gehört historisch noch in die romantische Zeit der Liebesehe, während die Idee des Aneinander-Wachsens durch Herausforderungen auf ein neues, evolutionäres Paradigma zusteuert.
Aus einer anderen Zeit oder Kultur betrachtet, sieht unsere Gesellschaft vermutlich »oversexed« aus: Die Wer-

bung, die Mode, die Medien – wo man auch hinsieht oder -hört, geht es mehr oder weniger explizit um Sexualität, Jungsein, erotische Anziehungskraft, sexuelle Skandale.
Weniger sichtbar ist, was die Statistiken sagen: Unsere tatsächliche sexuelle Aktivität nimmt ab, wir berühren uns weniger und vögeln weniger. Was zunimmt, sind der einsame Sex der Masturbation und der Voyeurismus, das Zuschauen beim Sex, vor allem auf bewegten Bildern, die Pornografie.
Auch die psychischen Krankheiten nehmen noch zu, nicht nur unsere Sensibilität dafür. Die diversen Drogenabhängigkeiten nehmen zu, darunter vor allem Tablettensucht und Alkoholismus, aber auch Süchte wie Essen (oder Essensverweigerung), TV- und Internet-Konsum oder Arbeitssucht. Zum Desinteresse an den Kirchen kommt die Politikverdrossenheit, bis hin zur Abscheu vor Politikern und Klerikern und eine Ungeduld, was das Tempo der ökologischen Umstrukturierung unserer Gesellschaft anbelangt. Dabei gibt es aber nicht mehr, wie einst, *eine* Gegenkultur oder gesellschaftliche Alternative, sondern deren viele. Erst in den Jahren nach dem 11. September und den folgenden Kriegen in Afghanistan und im Irak hat sich um Attac und die Globalisierungsgegner wieder eine Annäherung unter sehr verschiedenen Systemgegnern ergeben.

Vom Sex zur Glückseligkeit

In dieses historisch-soziale Feld fallen nun die Keime der Weltsicht und Lebensweise des Tantra. Die Tantriker hoffen nicht, wie bisher, in Weltabgewandtheit und Verzicht Glückseligkeit zu finden, sondern sie suchen und finden sie im Lärm und Chaos des Diesseits. Sie nehmen die fundamentale kreative Kraft unter unseren Lebensenergien, die Sexualität, zum Ausgangspunkt der Suche nach den höchsten Werten.

Das ist der Weg des Tantra: vom Sex zur Glückseligkeit, von den Genitalien zum Gehirn. Dazwischen aber hat die Natur uns noch einige andere Organe gegeben, im Zentrum von allen: das Herz.

In der altindischen Lehre von den sieben *Chakren*[2], die der Schüler auf dem Weg zur Erleuchtung zu durchschreiten hat, gelangt er von den untersten Chakren, die im Genitalbereich liegen, über das Powerchakra (im Solarplexus), das Herzchakra und das Kommunikationschakra (in der Nähe der Kehle) zu den höchsten Chakren im Augenbrauen- und Scheitelbereich.

In der Mitte liegt das vierte Chakra, das Herz. Das Bild des Erkletterns einer Leiter gibt jedoch nur ein recht simples, lineares Verständnis der komplexen, vielschichtigen Lehre der Chakren wieder. Stellen wir uns lieber das Bild eines Musikers vor, der ja mehr als nur die Tonleiter von unten nach oben spielt. So wie ihm die Töne sind dem vollendeten Yogi oder Tantriker alle Chakren gleichwertig – außer vielleicht dem einen, besonderen, das sich ganz in der Mitte befindet ...

Warum lieben wir uns nicht einfach?

Wer den Weg des Herzens oder der Liebe gehen will, riskiert etwas. Verliebt zu sein ist, als hättest du einen magischen Trank zu dir genommen, der alles verwandelt: Was eben noch dunkel und undurchschaubar schien, wird nun hell, was schwer war, wird leicht. Menschen, Tiere und Pflanzen beginnen in ihrer natürlichen Schönheit zu strahlen, es ist eine Lust, auf der Welt zu sein. Neben diesem Glück aber gähnt ein Abgrund. Der/die Geliebte ist für mich unerreichbar, lehnt mich ab, wir müssen uns trennen, die Gefühle sind unerträglich, ich habe mich hingegeben in meiner Naivität, jetzt bin ich verloren.

Oder wir geraten in die zu Beginn etwas gnädiger aussehende Variante des *Samsara* (ind. für: das ewige Spiel der Wiederkehr; das Gegenteil von *Nirvana*): Aus Flitterwochen werden Ehemonate, Jahre verständnislosen Alltags; enttäuscht und verbittert enden wir schließlich ohne Hoffnung und machen über die Liebe nur noch zynische Witze.

Wenn du es in diesem Gegensatz nicht aushalten kannst, das Spiel mit dem Feuer scheust, weil es dich verbrennen könnte, dann träume lieber nicht von der Liebe. Sie ist nicht für dich gemacht. Liebe und Sicherheit passen nicht zusammen. Wer sich nicht in die Liebe hineinwagen will, der braucht sich auf die spirituelle Reise gar nicht erst zu begeben: Das Feuer der Selbsterfahrung ist noch heißer als das der Liebe, die Verlorenheit noch unermesslicher, der Abgrund ohne Boden. Und doch ist genau das der Weg. Ich sehe Menschen beim Frühstück Zeitung lesen, sehe sie an langen Abenden Karten spielen oder fernsehen, und oft genug höre ich sie jammern über Geldmangel oder die Schwierigkeiten des Lebens an sich. Warum gehen wir nicht miteinander ins Bett und lieben uns? Zärtlich sein, uns streicheln und massieren, im warmen Wasser baden und uns mitteilen von unseren größten Wünschen und Befürchtungen. Niemand wird mehr bei uns wegen seiner Liebe als Ketzer verbrannt, von der Gemeinschaft exkommuniziert oder vom Gesetz des Staates grausam verfolgt. Wir sind frei. Warum nutzen wir diese Freiheit nicht?

Es geht nicht darum, dass nicht auch Zeitunglesen und Kartenspielen Spaß machen. Man darf sich natürlich auch als Tantriker damit vergnügen. Aber die wenigsten derer, die Zeitung lesen, fernsehen und Karten spielen, wissen das wirklich auszukosten und sich dabei als Lebendige, Liebende und Genießer zu erfahren. Unser Leben ist voll gestopft mit Unterhaltsamem und vielfältigen Aktivitäten. Aber Liebe? Spirituelle Reifung? In unserem von Produktion und Konsum dominierten Alltag hat das kaum Platz.

Den Grund dafür liegt vermutlich weniger im mangelnden Wünschen. Fast alle wünschen sich ein schönes Leben mit viel Liebe und Sex. Zum einen scheint die Ursache in der *mangelnden Entschiedenheit* unseres Wollens zu liegen: Man hat zwar nicht sonderlich viel vom Leben, aber irgendwie ist es doch auch wieder nicht so schlimm. Zum andern ist es aber auch ein vertracktes *Nicht-Können*: Die meisten von uns sind unfähig, sich selbst zu lieben und sich selbst als schön zu empfinden.

Letztlich kann auch dafür wieder nur jeder selbst sorgen, denn wenn andere uns sagen, wie schön wir sind und wie liebenswert, bleiben wir oft trotzdem misstrauisch oder begeben uns in Abhängigkeit von Komplimenten und Liebeserklärungen.
Wie aber gelangen wir dahin, uns zutiefst, umfassend und unerschütterlich selbst zu lieben? Ein hohes Ziel. Manchen mag es als zu hoch erscheinen – aber es ist erreichbar, denn Selbstliebe ist unsere ureigenste Angelegenheit. Es gilt, dafür selbst Verantwortung zu übernehmen, und doch können wir uns dabei helfen lassen von Menschen, die uns annehmen und lieben und uns dadurch immer wieder an unsere mangelnde Selbstliebe erinnern. Und genau das, was wir selbst so sehr brauchen, können wir anderen geben!
Eine alte Geschichte erzählt von einem Menschen, der nach seinem Tod in verschiedene Zwischenreiche geführt wurde. Im ersten saßen hungrige Gäste mit grimmigen Gesichtern an einer langen, reich gedeckten Tafel, von der aber keiner essen konnte, weil niemand imstande war, die Arme abzuwinkeln, um die begehrten Speisen zum Mund zu führen – die Hölle. Im zweiten Raum, gleich daneben, saßen dieselben Gäste an derselben Tafel, fröhlich lachend, mit glücklichen Gesichtern. Sie hatten entdeckt, dass sie sich gegenseitig füttern konnten – der Himmel. Himmel und Hölle unterscheidet so wenig!
Drei kleine Tricks können eine Hölle in einen Himmel verwandeln: das Wissen, das wir uns gegenseitig geben können, was jeder Einzelne so sehr braucht; das Vertrauen, dass es auch wirklich klappt; die Tat der Liebe.

Auch im Erlernen der Selbstliebe können wir uns gegenseitig helfen: Deine Liebe erinnert mich daran, mich selbst zu lieben; meine Liebe erinnert dich daran, dich selbst zu lieben. Eine Liebesbeziehung ist eine Verschwörung, uns an diese Fähigkeit zu erinnern, an die Fähigkeit zur Selbstliebe und die Fähigkeit zu geben, denn »Geben macht glücklicher als Nehmen«, wie schon die alten Mystiker auch des Abendlands wussten.
Muss es denn so kompliziert sein? Können wir uns nicht *einfach lieben?* Ja, wir können. Tantra weiß von der Wahrheit und bedingungslosen Möglichkeit von Liebe. Auch, dass Liebe im Grunde ganz einfach ist – und auch, dass sie, oberhalb dieses Grundes, sich auf doch sehr vielen Ebenen abspielt.

2

Die Wurzeln des Tantra

Sexuelle Vereinigung ist ein glückverheißender Yoga,
der zur Erlösung führt,
obwohl er gleichzeitig den Genuss
aller sinnlichen Freuden einschließt.
Es ist ein Pfad zur Befreiung.

Kaularahasya
(klassisch-hinduistischer Tantriker)

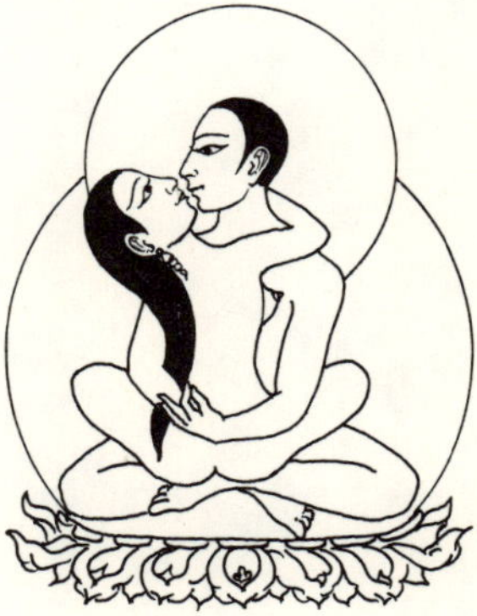

Tantra hat eine lange Geschichte. Der Begriff stammt aus dem Sanskrit des mittelalterlichen Indien. Im fünften Jahrhundert weiß man in Indien noch kaum etwas mit diesem Wort anzufangen, jedenfalls nichts, was der heutigen Bedeutung ähnlich wäre. Im achten Jahrhundert hat Tantra ganz Indien erfasst.

Ähnlich der geheimnisvollen Beziehung zwischen Sufismus und Islam ist jedoch auch die Beziehung zwischen Tantra und den großen Religionen Indiens nicht eindeutig.

Ist Tantra älter als der Hinduismus?

Tantra ist weder eine eigenständige Religion noch ein bloßer Teil des Hinduismus, Buddhismus oder Jainismus. Das sind jene drei klassischen Religionen, innerhalb derer es tantrische Richtungen gab und gibt. Eher schon könnte man Tantra einen Lebensstil oder spirituellen Weg nennen, dessen Weltanschauung am deutlichsten im indischen Subkontinent formuliert wurde. Dort haben hinduistische Lehren des ersten nachchristlichen Jahrtausends und solche des frühen Mahayana Buddhismus Tantra stark geprägt und – besonders im tibetischen Buddhismus – auf hohem theoretischen Niveau etabliert. Worin diese indisch-tantrischen Lehren wiederum ihre Wurzeln hatten, ist bisher historisch nicht einwandfrei ermittelt und wird vielleicht immer ein Rätsel bleiben.

Mythos und Geschichte

Eine systematische und historische Erfassung der religiösen Theorien und Praktiken des indischen Subkontinents ist schwierig.

Ein Grund dafür ist das Zeitgefühl der Inder, das sich von unserem so sehr unterscheidet. Vergangenheit und Zukunft werden in Indien als einander sehr ähnlich empfunden. Das Hindi-Wort »kal« kann sowohl als »gestern« wie als »heute« übersetzt werden. Gemeint ist »der andere Tag« – in welcher Richtung auf dem Zeitstrang ist anscheinend nicht so wichtig, zumindest *war* das den Indern einst nicht so wichtig, damals, als die Grundformen der Sprache geschaffen wurden. Das heutige Indien hingegen bewegt sich rasend schnell auf westliches Zeitverständnis hin. Aber nicht nur die Richtung der Zeit war damals offenbar zweitrangig, sondern auch, *wann* in der Vergangenheit etwas geschah. Etwas ist »sehr lange her« oder »gerade erst geschehen«, viel mehr Unterscheidung scheint in der Historie Indiens nicht nötig gewesen zu sein. Die *Veden* sind sehr, sehr alt, überhaupt älter als alles andere auf der Welt; was danach geschah, ist eher unwesentlich und wird jedenfalls keinen Jahreszahlen zugeordnet. »Tausend Jahre« will sagen: »lange her«. Und ob etwas *wirklich* damals so war oder sinnvollerweise hätte geschehen müssen, um damit ein anderes Ereignis zu erklären, macht auch wieder keinen bedeutsamen Unterschied. Mythos und Geschichte vermischen sich hier.

Für uns heutige Westler kommt ein solches Zeitgefühl

andeutungsweise erst wieder auf bei der Feststellung, dass jede Epoche ihre Geschichte neu zu schreiben hat und dass auch jeder einzelne Mensch seine Biografie mit jeder Lebensphase neu erfindet.

Seit wann gibt es Tantra? »Das ist lange, lange her«, sagen die Inder und geben sich damit zufrieden. Es könnte ein paar tausend Jahre vor unserer Zeitrechnung entstanden sein, wohl in den präindoarischen, matriarchalen Kulturen.

Die Gleichberechtigung, stellenweise sogar Höherbewertung der Frau, die man im ältesten Tantra vorfindet und von der sich einiges bis heute hinübergerettet hat, passte nicht so recht in die Zeit des Patriarchats. Die Brahmanen müssen sich schwer getan haben damit, noch mehr die später von Westen her einrückenden Moslems. Vielleicht ist die Bedeutung der Frau im Tantra ein Hinweis auf präindoarische Ursprünge. Der indische Mythos legt die Ursprünge noch viel weiter zurück: Shiva und Shakti haben in grauer Vorzeit einst miteinander gesprochen und dabei zum Beispiel die 112 Methoden des *Vigyan Bhairav Tantra* verkündet.

Urgyan und die Blütezeit des Tantra im mittelalterlichen Indien

Etwas leichter belegbar ist die Blütezeit des Tantra in der Spanne zwischen dem fünften und dem dreizehnten Jahrhundert unserer christlichen Zeitrechnung. In dieser

Zeit wurde Tantra an den großen nordindischen Universitäten gelehrt (Nalanda, Udantapura, Vikramashila u. a.). Die Lehren und Praktiken des Tantra haben sich vermutlich von Urgyan (auch »Uddiyana« genannt) im Nordosten des heutigen Afghanistan aus »verbreitet wie ein wildes Feuer und alle Regionen Indiens erfasst«.[3]
In dieser Zeit entstanden auch die wunderschönen erotischen Tempel von Khajuraho (ca. 950–1050 n. u. Z.), Bhubaneshwar und Konarak. »Urgyan«, das heute noch auf Landkarten aus der islamischen Zeit gerne als »Kafiristan« (Land der Ungläubigen) bezeichnet wird, scheint über Jahrhunderte hinweg eine ausgeprägte frauenfreundliche, tantrische Hochkultur besessen zu haben.
Matsyendra (tib. Lawa-pa), der die Lehren der Natha-Sekte nach Indien brachte, soll von dem Leben in Urgyan (in einer anderen Quelle wird es »Strij-Rajya« genannt, das »Reich der Frauen«) in der Gesellschaft freizügiger Frauen so fasziniert gewesen sein, dass er gar nicht mehr weg wollte und nur durch die unermüdliche Anstrengung seines Schülers Gorakhnath dazu bewegt werden konnte.
Historiker stellen solche Berichte über Urgyan auf eine Stufe mit den Berichten über Shambala oder Atlantis, wie sie immer wieder von Liebhabern dieser Kulturen verkündet und als historisch real hingestellt werden.
Jäh beendet wurde diese Zeit der Lebenslust und des freundschaftlichen und sinnenfrohen Verhältnisses zwischen den Geschlechtern – soweit sie überhaupt den damaligen Subkontinent erfasst hatte – durch den Islam. Die aus den Hochebenen Vorderasiens einrückenden Moslems empfanden die Kultur des Tantra offenbar als

gotteslästerlich. Sie zerstörten Bibliotheken und Tempel und ermordeten die Anhänger dieser ketzerischen Lehren, sofern sie sich als solche zu erkennen gaben. Das Werk dieser Getreuen Allahs war so gründlich, dass viele der blühendsten Zentren der damaligen Kultur heute nicht einmal mehr geografisch auffindbar sind. Tantra wurde aus Indien vertrieben, es konnte in den folgenden Jahrhunderten nur noch in den Gebieten des Himalaja, die die Moslems nicht erreichten, und im Geheimen fortbestehen. Die Prüderie der nachfolgenden Jahrhunderte während der Zeit der englischen Herrschaft über Indien tat ein Übriges, um die Überlieferung von Zeugnissen aus der Blütezeit des Tantra zu verhindern, so dass wir von dieser Zeit heute viel weniger wissen als etwa vom europäischen Mittelalter oder auch von der Blütezeit des Islam.

Götter und Menschen

Was ist dieser tantrischen Kultur zuzurechnen? Auch das ist schwierig zu beantworten, da sich in der indischen Überlieferung nicht nur historische Menschengestalten mit zeitlosen Göttergestalten vermischen, sondern auch die Religionen und spirituellen Wege untereinander.
Jesus und Buddha sind im Hinduismus zwei Heilige unter vielen, der Gott Krischna und der Mensch Buddha nicht minder – Gott und Mensch sind in der indischen Philosophie einfach zwei Aspekte desselben.
War Padmasambhava, der Gründer des tibetischen tan-

trischen Buddhismus, eine historische Gestalt? Offenbar hat er im achten Jahrhundert gelebt und Tantra von Nordindien nach Tibet gebracht; jetzt ist er ein Gott, eine personifizierte Energie, für jeden erreichbar, der sich in der Meditation auf ihn einstimmt.

Sicher ist jedoch, dass im indischen Tantra die sexuelle Vereinigung als Ritual eine große Rolle spielte. Die Vorbereitung darauf galt als Vorbereitung auf die Erleuchtung, die vollkommene Vereinigung alles Gegensätzlichen, die im sexuellen Akt symbolisch vollzogen wurde.

Besonders ausgeprägt sind die geistigen Vorbereitungen darauf in der Visualisierungspraxis des tibetischen Buddhismus (des *Vajrayana*). Die physischen sexuellen Praktiken werden im Vajrayana auch heute noch geheim gehalten, um nicht Praktikanten anzulocken, die ihre egoistische Motivation noch nicht verlassen und von der »weiten Sicht« (*Dzogchen*) oder der »großen Geste« (*Mahamudra*) des egolosen Bewusstseins noch nicht gekostet haben. Aber auch im hinduistischen Tantra wurden die höheren Lehren in der Regel geheim gehalten und entweder in verschlüsselten Texten (in *Sandhya Bhasha* – zwielichtiger Sprache) oder als *Karna Tantra* (Flüsterlehren) vom Meister nur an wenige auserwählte Schüler weitergegeben.

Im weiteren Sinne (dem einer sexuellen Mystik) gab es Tantra auch in China (etwa in der Schule des *Chang Tao-Ling* seit dem dritten Jahrhundert n. u. Z.) oder in Japan in der *Shingon-Schule* des neunten Jahrhunderts, die anscheinend Zen- und Tantra-Elemente des tibetischen Buddhismus in sich vereinigte.

Sex und Zerstörung

In der hinduistischen Terminologie sind *Shiva* und *Shakti* die Gegensatzpaare. Shiva ist in der indischen Dreieinigkeit (von *Shiva, Brahma* und *Vishnu*) der Gott der Zerstörung und zugleich der Gott, der die männliche Sexualität verkörpert, vor allem deren transzendenten Aspekt. Er wird auch *Mahakala* genannt, »der große Schwarze« oder »die große Zeit«, Vernichter des Zeitlichen und Herr über die Dämonen. Shakti ist seine Partnerin, ihr Name bedeutet »Macht« oder »Energie«. In ihrer Personifikation als *Kali* symbolisiert sie noch schrecklichere Erscheinungen als der zerstörerische Shiva: Krankheiten, Hungersnöte, Krieg und Gewalt. Oft wird sie mit schwarzer Haut und einer Kette menschlicher Schädel um den Hals auf Leichen tanzend dargestellt.

Warum sind in Indien die Götter der Sexualität ausgerechnet auch die Götter der Zerstörung? Die Nähe der in der Sexualität verborgenen, gewaltigen, kreativen Kraft zur Kraft der Zerstörung, die Ähnlichkeit von Tod und Geburt mögen ein Grund dafür sein: Aller Anfang ist auch ein Ende. Die Götter *Brahma*, der Erschaffer, und *Vishnu*, der Erhalter, sind viel seltener als sexuelle Wesen dargestellt worden – vielleicht waren sie den Indern zu »lasche« Gestalten für das, was in der Wildheit des Sex geschieht.

Gerade Tantra versucht, diese wilden Kräfte zu zähmen. Shiva und Shakti als die indischen Kollegen unserer vergleichsweise zart besaiteten Europäer Eros und Psyche machen jedenfalls – so schrecklich sie auch sind – insofern Sinn, als sie neben dem Sanften und Liebevollen in ihren Aspekten Kali und Mahakala auch die wilden, tierischen und gewalttätigen Aspekte der Sexualität mit enthalten.

In der tibetisch-buddhistischen Terminologie tragen die göttlich-menschlichen Tantra-Paare Namen wie *Hevajra* und *Prajna*, die in der Ikonografie des Vajrayana eine wichtige Paargestalt sind. Hevajra hat acht Gesichter und vier Beine, und sein drittes Auge bedeutet Mitgefühl und Weisheit. Seine Partnerin Prajna (Weisheit) trägt auch noch den Beinamen *Nairatma:* »die ohne Ich ist«. Sie hat alle Anhaftung abgestreift und ist ohne Begehren.

In anderen Darstellungen aus dem tibetischen Götterhimmel tragen die Männergestalten andere Namen und sind auch ikonografisch stärker ausgearbeitet, die Frauen heißen meist einfach Prajna.

Alle diese Figuren werden als *Yidam* (fester Geist) bezeichnet. Sie spielen im tibetischen Buddhismus eine große Rolle.

In der Regel bekommt der Schüler von seinem Meister ein Yidam empfohlen, das seiner Veranlagung entspricht. Zunächst sollte sich der Schüler die göttliche Figur möglichst lebhaft vorstellen. Dann vereinigt er (bzw. sie) sich mit ihr in seiner Fantasie, um sich ihre Kräfte anzueignen. Die göttliche Figur kann dabei eine einzelne sein (desselben oder des anderen Geschlechts) oder – wie in den *Yab-yum*-Figuren – ein Paar. Das Tibetische *Yab-yum* heißt auf Deutsch schlicht *Vater-Mutter*. Die so genannten Figuren stellen immer ein Paar in sexueller Vereinigung dar.

Die Vorstellung des Übenden kann statt durch ein gemaltes Bild auch durch eine bildliche Beschreibung erweckt werden, wie etwa in folgender Anleitung aus der tibetischen Tantra-Schule *Schwarzer Hut:*
»Stell dir vor, dass dein Körper die Form der Weisheitsgöttin hat, eines jungfräulichen Mädchens, nackt, mit wehendem Haar. Stell dir vor, du bist sie ... im Zentrum von Lichtglanz, eine Elixierschale dicht ans Herz gedrückt, mit Girlanden aus roten Blumen geschmückt. Denke dir, dass der Guru dich durch deine offene Yoni betritt und in deinem Herzen residiert. Dann stelle dir die Weisheitsgöttin über der Krone deines Kopfes vor. Die Göttin hat soeben den Liebesakt vollzogen. Sie ist nackt. Ihr Haar ist zerzaust. Ihre Yoni ist feucht und fließt über von sexuellen Säften. Ihre drei Augen sind von erotischer Emotion erfüllt und blicken zur ungeheuren Weite des Himmels empor, der sich, während sie zu tanzen beginnt, mit Gestalten erfüllt, die ihr ähneln.«
Mag sein, dass diese Übung vor allem für Schülerinnen gedacht war. Sie funktioniert aber auch bei Übenden männlichen Geschlechts.
Im hinduistischen Tantra spielt das *Yantra* (Stütze) eine ähnliche Rolle wie das *Yidam* oder *Mandala* im Tibetischen. Es ist ein Diagramm von tiefer symbolischer Bedeutung, das als Stütze in der Meditation gedacht ist, als eine Art Vorlage für die Visualisierung.
Die Grundform ist dem Mandala ähnlich: ein Bild konzentrisch ineinander verwobener Kreise und Quadrate. Am bekanntesten ist das *Shri-Yantra* (Yantra des Erhabenen), das aus neun sich überlagernden Dreiecken

besteht, mit einem Punkt in der Mitte. Die fünf nach unten gerichteten Dreiecke stellen Shakti dar, die vier nach oben gerichteten Dreiecke Shiva.

Frauen, Natürlichkeit und der linkshändige Pfad

Welche Rolle die Frau historisch im Tantra einnahm, ist auch der Position der *Dakinis* zu entnehmen. Dakinis sind göttlich-menschliche Partnerinnen auf dem Heilsweg, die vor allem im tibetischen Buddhismus eine große Rolle spielen.

Während die *Yidam*-Gestalten überwiegend männlich sind, mit weniger stark ausgestalteten Partnerinnen, was der größeren Zahl von Mönchen gegenüber den Nonnen im tibetischen Buddhismus entsprechen mag und dem auch in Tibet vorherrschenden Patriarchat, werden die Dakinis auf tibetischen *Thankas* oft in zentraler Bedeutung gezeigt. Man vermutet hier präindoarische Wurzeln und auch einen Zusammenhang mit dem legendären *Urgyan.*

»Der kluge Mann sollte immer und zu allen Zeiten die Dame ehren und verehren; ob nun beim Waschen der Füße, beim Essen, beim Ausspülen des Mundes, beim Händereiben, beim Umgürten der Hüften mit einem Lendenschurz, beim Ausgehen, beim Gespräch, beim Gehen, beim Stehen, im Zorn, im Lachen.« (*Hevajra Tantra*)

Vamachara (linkshändiger Pfad) hieß im alten Indien

der Pfad (spirituelle Weg) des radikalen Tantra. Seine Anhänger missachteten oder ignorierten die Tabus und Regeln der Gesellschaft und wandten sich zum Teil aktiv dagegen. Fleisch zu essen, Alkohol zu trinken, Tote zu schänden und Inzest zu betreiben gehörte anscheinend zu den beliebtesten Tabubrüchen. Wie viel davon war tatsächlich ausgeübte Gewalt, wie viel war Befreiung in der Fantasie (in Pornografie oder Gewaltgeschichten), und wie viel war bewusste Provokation unsinniger gesellschaftlicher Tabus? Wahrscheinlich war von allem etwas dabei. *Vama* heißt in vielen indischen Sprachen auch Frau. War damit die eher rezeptiv und intuitiv orientierte linke Körperseite, die von der rechten Gehirnhemisphäre gesteuert wird, gemeint? Oder will uns das auf präarische, mutterrechtliche Ursprünge des Tantra hinweisen? Jedenfalls gilt im klassischen Indien ebenso wie in Europa, dass rechts gut und wohlanständig ist und der linkshändige Pfad somit eine ziemlich »schräge« Sache.

Tantriker aber akzeptieren nicht nur schräge Sachen, sondern sie verehren seit je auch die Natürlichkeit und Spontaneität (*Sahaja*). Da die Männer in den Zeiten des Patriarchats in der Regel die Gebildeteren waren, passt zur Verehrung der Frauen auch die der Natürlichkeit und der Gefühle. Im *Guhya-Samaja-Tantra* heißt es: »*Hüte dich, deine Gefühle zu unterdrücken. Entscheide dich für alles, was du willst, und tu nur das, was du willst, dann erfreust du die Göttin. Vollkommenheit erreicht nur, wer sich alle Wünsche erfüllt.*«

Wie auch in anderen Kulturen wird hier gerne aus einem sprachlichen Reim ein innerer Zusammenhang hergeleitet: *Mukti* (spirituelle Befreiung) durch *Bhukti* (Sinnenfreude) oder *Yoga* (Einheit, Einswerden) durch *Bhoga* (sexuelle Lust), zumal das Sanskrit unter vielen seiner Verehrer als direkte Erfindung Gottes galt und noch gilt: Gott muss schon gewusst haben, warum er (bzw. sie) diesen beiden Worten einen ähnlichen Klang gab.

Die indische Variante

In der Praxis des historischen indischen Tantra spielten Initiationsriten sowie vielfältige Formen der Verehrung (*Puja*) eine große Rolle. Verehrt wurden Göttergestalten, die menschliche Eigenschaften verkörperten, und Körperteile wie der Phallus (*Lingam*) und die weibliche Geschlechtsöffnung (*Yoni*).

Man meditierte mit Hilfe von *Yidams, Mandalas* und *Mantras*. Eine große Rolle spielte der (weibliche oder männliche) Guru, der die Einweihung durchführte und die Schüler auf dem Weg in die tieferen Geheimnisse begleitete; die Hingabe an ihn (oder sie) galt als wesentlich, um Egolosigkeit zu erreichen. Viel ist die Rede von den *Siddhis*, den spirituellen Kräften, die fortgeschrittenen Tantrikern nachgesagt werden; einige der Rituale, die sie wecken sollten, ähneln europäischen und anderen Formen der Magie; manche der Siddhis sind einfach geistige Kräfte, die gereifte Meditierer aller spirituellen Wege erfahren.

Nicht alles, was in Indien »Tantra« genannt wird, können wir heute gebrauchen. Oft höre ich, was heute in der

New-Age-Szene als Tantra bezeichnet werde, sei nicht das wahre, klassische indische Tantra. Das stimmt. Ich sehe allerdings keinen Grund zur undifferenzierten Verehrung des klassischen indischen Tantra. Dort wurden im Namen der Religion Fäkalien verzehrt und Tiere geschlachtet; machtbesessene Tantriker strebten nach Fähigkeiten (den begehrten *Siddhis*), um über andere Menschen zu herrschen, um sie sich beispielsweise sexuell gefügig zu machen. Was die umfangreiche alte indische Tantra-Literatur (einschließlich der Tibets) wirklich im Einzelnen an Weisheit enthält, lässt sich nur schätzen. Vermutlich lohnt der größte Teil davon ein eingehendes Studium nicht. Es gilt, aus einem riesigen Haufen von abergläubischer Spekulation und religiösem Geschwätz die Perlen herauszufinden, das gilt für das klassische Tantra ebenso wie für die heutige Esoterik.
Eine solche Perle ist zum Beispiel folgender Vers aus dem »Gesang von Mahamudra« des tibetischen Tantra-Meisters Tilopa (988–1069):

Kein Üben von Mantras und Paramitas,
kein Unterricht in Sutras und Geboten,
kein Wissen aus Schulen und Schriften
führt zur Erkenntnis der eingeborenen Wahrheit.
Denn wenn der Geist nach etwas strebt,
erfüllt von Sehnsucht nach dem Ziel,
verhüllt er damit nur das Licht.
Wer sich an tantrische Gebote hält und
dennoch urteilt,
begeht Verrat am Geist des Samaya.
(Mit *Samaya* sind hier tantrische Gelübde gemeint.)

Universum ineinander verwobener Gegensätze

Von seiner Wortgeschichte her wird der Sanskritbegriff »Tantra« sehr verschieden gedeutet.
Zum einen werden die die tantrischen Lehren enthaltenden Texte als Tantras bezeichnet, wie etwa das *Guhya Samaja Tantra*, einer der ältesten tantrischen Texte, oder das wunderschöne *Vigyan Bhairav Tantra*. Zum anderen werden auch die einzelnen tantrischen Wege oder Methoden Tantras genannt.

So gibt es z. B. die vier Stufen oder Methoden des Vajrayana-Buddhismus:

- das *Kriya-Tantra* oder Handlungs-Tantra, in dem der Schüler die Gottheiten körperlich verehrt, etwa durch Niederwerfung, Rezitation von Mantras oder Herstellen eines Mandala;
- das *Carya-Tantra* oder Ausübungs-Tantra, in dem der Schüler sich außerdem noch durch symbolische Gesten (*Mudras*) einstimmt oder durch immer leiser werdendes Rezitieren eines Mantras bis hin zur völligen Stille;
- das *Yoga-Tantra* oder Vereinigungs-Tantra, in dem sich der Schüler durch Visualisierung mit Gottheiten identifiziert und so deren geistige Kräfte erlangt;
- das *Anuttara-Yoga-Tantra* oder der Weg des höchsten *Yoga-Tantra*, in dem der Schüler sich mit der Lee-

re (*Shunyata*) vereinigt und darin die Nicht-Dualität von *Samsara* und *Nirvana* erkennt.

Warum aber heißen diese Texte und Methoden Tantras? Als mögliche ursprüngliche Bedeutungen präsentieren uns die Sprachforscher »Körper«, »ausdehnen, weiten«, »Seil, Faden«, »Harfe«, »Innerlichkeit« und die von den meisten Etymologen favorisierte: »Webstuhl, Gewebe, Zusammenhang, Kontinuum«.

Diese letzte Interpretation folgt dem Bild, das Universum sei ein Gewebe aus Längs- und Querfäden (wie beim Webstuhl) aus sich jeweils gegenüberstehenden Gegensätzen und Prinzipien. So wie Mann und Frau, Shiva und Shakti, Yang und Yin, Stark und Schwach, Sichtbar und Verborgen sich gegenüberstehen und ineinander verwoben sind, so ist das ganze Universum aus Gegensätzen gebildet. Und Frauen sind es, die das Zusammenfügen besorgen – die Arbeit am Webstuhl ist traditionell Frauenarbeit. Diese Interpretation passt zu der Tatsache, dass Tantra eine der ganz wenigen religiösen Richtungen ist, die auch im Zeitalter der Männerherrschaft durchweg stark von Frauen bestimmt wurde.

Einige der historischen Informationen dieses Kapitels habe ich dem Buch »Tantrismus« des Gelehrten und Indienkenners Benjamin Walker entnommen, der ungeheuer viele Quellen zu Rate zog und seinem Buch auch eine 24-seitige Bibliografie zur Geschichte des Tantra (mit Veröffentlichungen bis 1980) mitgab. Der in Kalkutta geborene indische Diplomat hat selbst ein gespaltenes Verhältnis zum »linkshändigen Weg«, den er in seinem Werk so gelehrt beschreibt.

Da Tantra *alle* gesellschaftlichen Tabus in Frage stellt, ist Walker sicher nicht der einzige Gelehrte, dem es so ergeht. Ich meine, dass alle literarischen und sonstigen Quellen des Tantra mit entsprechender Vorsicht zu behandeln sind.

Indien war über die Jahrhunderte der Moslem- und dann der Briten-Herrschaft ein prüdes, sexualfeindliches Land. Auch in neuester Zeit durfte im Kino nicht einmal ein Kuss gezeigt werden, und wenn Verliebte auf der Straße Hand in Hand gingen, provozierten sie leicht die Wut der Passanten. Auch vor tausend Jahren, als die berühmten Tempel von Khajuraho gebaut wurden mit ihren so freizügigen Darstellungen der sexuellen Vereinigung, hatten tantrische Toleranz und Lebenslust wohl nur einen Teil der indischen Gesellschaft erfasst; andere, restriktivere Teile der Gesellschaft, die mit Angst und Unterdrückung regieren wollten, gewannen bald wieder die Oberhand.

Ist Tantra indisch?

Zwar ist Tantra ein Wort aus dem Sanskrit, Tantra im engeren Sinne – sowohl die geistige wie die körperliche Praxis – wird aber heute eher außerhalb Indiens praktiziert. Man muss sich deshalb fragen, inwiefern Tantra überhaupt indisch ist.

Ist Tantra nicht eine ganz natürliche Lebensphilosophie, die überall dort bestand, wo sie nicht unterdrückt wurde? Dann braucht man nicht zu fragen (wie Walker und andere das tun), wo Tantra religionshistorisch herkam und wie es sich verbreitete, sondern die Frage lautet dann eher, wo die natürliche, tantrisch-religiöse Haltung des Menschen nicht von herrschenden Systemen unterdrückt wurde: Wo in Afrika, Amerika und Eurasien konnte Tantra überleben, und welche Formen entwickelte es dabei?

Zu einer solchen romantisierenden Haltung ist allerdings zu sagen, dass die naturnäheren Haltungen zur Sexualität, wie etwa einige Indianerstämme sie hatten, noch nicht im engeren Sinne als tantrisch gelten können.

Tantra in seiner höchsten Ausprägung bedeutet ein Überschreiten jeglicher Gier und Aggression und eine illusionslose Sicht der Wirklichkeit. Wenn die Geschlechter freundlich zueinander sind, die Kinder freizügig und umsorgt aufwachsen und die Wirtschaft sich in Harmonie mit der Natur befindet, wie wir das bei einigen Naturvölkern antreffen, sind das gute Voraussetzungen für Tantra – die Blüte alles umfassender Transzendenz und geistiger Befreiung, die Tantra ermöglicht, ist damit aber noch nicht unbedingt gegeben.

Für uns heutige Westler am Beginn des dritten Jahrtausends gilt es, Tantra neu zu erschaffen aufgrund unseres jetzigen Wissens über die Ganzheit des menschlichen Körpers und der Seele.

Sigmund Freud und seine Schüler Wilhelm Reich und C.G. Jung, das Growth Movement der 60er bis 80er Jahre, die Vereinigung von Wesentlichem aus den Religionen aller Völker und Kulturen in der New-Age-Bewegung wie auch die Veränderungen, die die Frauenbewegung in den letzten Jahrzehnten hat durchsetzen können, bieten uns Voraussetzungen, die das alte Indien nicht hatte. Damals waren auch viele der besten Philosophen und Lehrer noch sehr dem (wie wir heute sagen würden) infantil-magischen und patriarchalen Denken verhaftet, und sie kannten die Ergebnisse der modernen Naturwissenschaft und Psychologie nicht, die wir heute nutzen können.

In vielen Büchern und mündlich gegebenen Anleitungen zum Tantra findet man alte Riten, die durch nichts überzeugen als durch ihr Alter. Bei anderen wird der Rausch, der beim Nachplappern für heilig gehaltener Formeln unvermeidlich entsteht, mit der Essenz von Tantra verwechselt.

Wenn Formeln ebenso wie visuelle Hilfsmittel eine so grandiose Wirkung auf den menschlichen Geist haben, warum sollten wir dann nicht Formeln benutzen, die auch heute noch Sinn machen und dabei die zeitlose Schönheit des Tantra ausstrahlen?

Einiges deutet darauf hin, dass Tantra eine der wesentlichen spirituellen Richtungen unserer beginnenden nachchristlichen, nachindustriellen Zeit wird – einige Propheten halten sie sogar für die vorherrschende Lebensphilosophie der Zukunft.

Vielleicht auch wird die tantrische Verehrung der Polarität und der Verehrung der Sexualität als etwas Heiligem von sehr verschiedenen spirituellen, philosophischen und politischen Richtungen aufgenommen und integriert – auch dieser Vorgang ist bereits im Gang. In unserer entstehenden globalen Gesellschaft ist das Paradigma von Spiritualität und Sexualität als unvereinbaren Gegensätzen, das in den zwei-, dreitausend Jahren des Patriarchats so dominant war, jedenfalls auf dem Rückzug.

3

Das Leben als Spiel

Der einzige Unterschied
zwischen einem Weisen und einem Narren liegt darin
dass der Weise sich darüber im Klaren ist,
dass er spielt.

Fritz Perls
(Begründer der Gestalttherapie, 1893-1970)

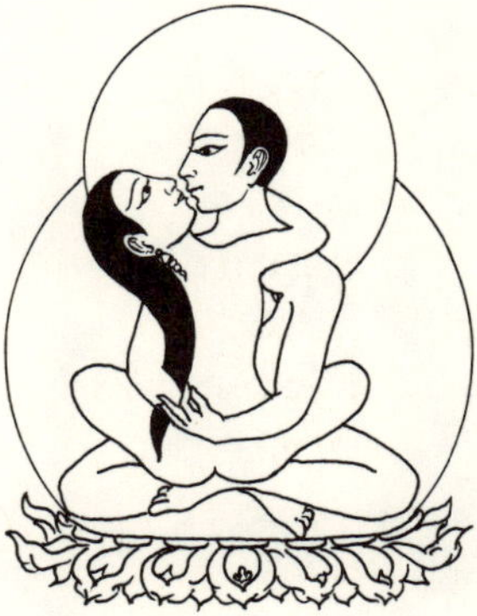

Für die meisten von uns ist Liebe das Wichtigste im Leben. Aber gerade über das, was uns so wichtig ist, sind wir in der Regel scheu zu sprechen - vielleicht deshalb, weil das Wort so oft missbraucht wird, weil es so oft lieblosen Zwecken zu dienen hat. Insgeheim aber wissen wir, dass hinter all den hohlen Tönen, die dabei zu hören sind, etwas Wahres anklingt.
Liebe ist das, worum es geht. Sie kann uns zu Tode betrüben oder auf weißen Wolken in den siebten Himmel führen. Mehr als alles andere entscheidet SIE über unser Glück oder Unglück. Oft fühlen wir uns ihr ohnmächtig ausgeliefert oder fürchten sie. So neigen wir dazu, pathetisch zu werden, sentimental, manchmal geradezu schwermütig, wenn es sich um sie dreht.
Liebe, so faszinierend tief und unauslotbar bedeutsam... Schwer beeindruckt, ergriffen von ihrem Mysterium, stockt uns bisweilen der Atem, und wir erstarren in Ehrfurcht. Wie könnten wir es wagen, mit der Hoheit über unsere Herzen so leichtfertig umzugehen! Wie wenig gehört doch dazu, anderer Menschen Gefühle zu verletzen, wie leicht trampeln wir über Herzensangelegenheiten anderer hinweg und lassen Empfindliches außer Acht. Das stimmt. Aber: Uns davon betrüben zu lassen hilft niemandem, auf jeden Fall denen nicht, um die wir uns da sorgen. Mitgefühl ist gut - auch der Liebe zu huldigen ist gut -, aber wenn wir dabei zu weit gehen

und uns von Schwermut ergreifen lassen, dann erweisen wir der Göttin damit keinen guten Dienst.

Liebe braucht Leichtigkeit, sonst vergeht sie. Sowenig wie die Angst den direkten Blick ins Herz des Fürchterlichen überlebt, so wenig überlebt Liebe beharrliche Ernsthaftigkeit. Sie überlebt Körpergeruch, Alter sowieso und sogar weiß gerippte, lange Unterhosen (die so genannten Liebestöter). Zwei Sachen aber überlebt sie nicht: Kontrollmaßnahmen und die Kontinuität von Ernst.

Was hilft gegen Ernst? Spiel. Nicht allzu ernstes Spiel allerdings, denn auch das kann man übertreiben, sondern eben Spiel. Das Spiel muss auch nicht Spiel heißen – es darf zuweilen nicht einmal so heißen, bei einigen ernsthaften Spielen –, aber es muss Spiel sein.

Wir tun gut daran, uns immer wieder daran zu erinnern, dass das Leben ein Spiel ist und unsere Rollen im Leben nur Rollen in einem Spiel. Wir haben sie *pro forma* eingenommen, nicht *in echt*. Wer wir sind, gilt nur für den Zweck des Spiels, das wir da gerade spielen und das wir unser Leben nennen.

Dies zu leugnen hieße, ein Spielverderber zu sein, was auch wieder nur eine Rolle wäre in diesem grandiosen, alles umfassenden Spiel. Wir spielen den Ernsthaften oder die Leichtfertige, wir spielen Vereinigung oder Trennung, wir spielen Tantra oder »Das ist nichts für mich!«. Und jetzt spiel ich gerade mal einen Tantra-Experten ...

Im leichten Kleid der Rolle

Jene Leichtigkeit, nach der wir uns so sehr sehnen – wenn der Ernst des Lebens sie verscheucht hat, kann das Bewusstsein, Spieler zu sein, diese Leichtigkeit und mit ihr die Liebe wieder herbeilocken.
Uns mit unserer Rolle identifizieren – das dürfen wir schon, ja, wir müssen es sogar. Zu wenig Identifikation würde dem Spiel schaden: Keiner wüsste mehr, wer wer ist oder wo wir hingehören, das Spiel würde im Chaos enden. Das heißt, wir würden Chaos spielen, Chaos ohne Ende.
Zu viel Identifizierung aber verschließt die Lücken zwischen den jeweiligen Rollen und der momentanen, veränderlichen, quicklebendigen Wahrheit. Nur durch diese Lücken kann der Geist der Liebe treten, denn Liebe ist die Überwinderin der Trennungen, sie führt die im Spiel Getrennten zur Vereinigung.
Aber nicht zu sehr! Ununterscheidbar vereint, aufgelöst in universale Göttlichkeit gäbe es keine Liebe mehr. Liebe braucht die Vielfalt, die Trennungen und kleinen Unterschiede, um erneut vereinigen zu können. Ist die Identifizierung zu fest, der Ernst zu groß, die Anhaftung zu beharrlich, dann hat die Liebe keine Chance. Durch dichte, feste, unwandelbare Rollen kann sie nicht dringen. Sie will durch Lücken schlüpfen und uns unter den Rüstungen kitzeln, sie will uns zublinzeln hinter unseren Masken und uns verführen für eine Sekunde, eine Nacht, ein Leben.
»Willst du mit mir ein Spiel spielen?«, fragte ich die

schöne Urlauberin, die gerade auf derselben Insel ihre Ferien verbrachte wie ich. Ihre Antwort war ein vorsichtiges Ja. Sie konnte es wagen, es war ja »nur« ein Spiel. Ich kam ihr nicht im Ernst zu nahe, ich »tat ja nur so als ob«. Wir spielten: »Ich wecke dich jetzt jeden Morgen – und du freust dich darüber!«
Sie hatte mir von ihren Schwierigkeiten erzählt, morgens aus dem Bett zu kommen. So konnte ich zu einer für uns beide ziemlich ungefährlichen Zeit an ihr Bett kommen und sie wach streicheln, konnte ihren Körper spüren, wie er da kaum verhüllt von einem Laken noch den Geruch der Nacht ausatmete, konnte sie im Schlaf sehen, so unschuldig hingeschmiegt an ihr Kissen und nun langsam wach werdend, mich erkennend ... Aufzuwachen ist so ein heiliger Augenblick, jeden Tag wieder. Wach geworden, vermischte sich ihr Missmut gegenüber dem Tag mit der Aufregung, von mir beobachtet zu werden, und der Erinnerung an die Spielregel, sich zu freuen. Für diese Stunde ungewöhnlich schnell war sie auf den Beinen und ungewöhnlich gut gelaunt. Wäre es ein ernsthafter Annäherungsversuch gewesen, hätte sie dieses Maß an Intimität erschreckt – aber es war ja »nur ein Spiel«.

Kosmischer Spielplatz

Eines der ersten Worte meiner Tochter war »Pielplatz«. »Mama« war das erste Wort, dann kam Ball (»Baj«), jetzt »Pielplatz«. Nach dem Essen und Trinken und der Mama ist Spielen das Wichtigste im Leben. Zwischen ernsthaften Regeln und Spielregeln unterschied sie nur graduell, einige Regeln sind eben dauerhafter als andere und die Sanktionen gegen Verletzungen härter, aber alles sind letztlich Spielregeln: Umgangsformen, die sich wandeln werden; Rollen, die neu verteilt werden können; Identitäten, die nicht so bleiben müssen. Das Leben ist ein großer »Pielplatz«.

So sieht es auch die Philosophie und Lebenskunst des Tantra. Sie greift dabei auf die alte indische Vorstellung von Shiva Nataraj zurück, dem höchsten Gott als Tänzer, der in seinem Tanz das ganze Universum repräsentiert. Das Leben ist ein Spiel, ein Tanz Gottes. Um sich nicht zu langweilen, allein mit sich selbst, entwirft Gott immer neue Formen, neue Spiele, neue Tänze. Sie werden erfunden, gespielt und wieder vergessen. Neue Figuren entstehen aus dem Nichts und vergehen wieder, weil ihm etwas anderes einfällt. Alte Formen kehren abgewandelt wieder, wie die ewigen Rhythmen des universellen Tanzes, der seinen Beat schlägt im Auf und Ab der Wechselfälle unserer Schicksale. Alles nur ein Tanz, ein Spiel, eine Laune Gottes.

Das ist die Philosophie der Weisen des alten Indien, und es ist auch die Philosophie des Tantra. Das Sanskritwort dafür ist *Leela* (gesprochen »Lila«), und es heißt »Spiel«. Es kommt zum Beispiel in dem indischen Namen *Leelananda* vor, dem *»glückseligen Spieler«* (von Skt. *Ananda*, »Glückseligkeit«).

Wenn Gott spielt, wie können wir da ernst sein? Es wäre nicht in seinem Sinne. Sicherlich sind wir oft ernst, weil wir das Große, Ganze nicht erkennen können, weil wir

verhaftet sind an einzelne Erscheinungen in dem großen Rad der Wiederkehr, an einzelne, vorübergehende Identitäten, zugewiesene Rollen im kosmischen Spiel.
Aber dann sind wir ihm nicht nahe, ihm, dem höchsten Gott und Tänzer. Je leichter wir nehmen können, was mit uns geschieht, auch die so genannten schweren Schicksalsschläge, desto näher sind wir ihm. Schwermut und lange, tiefe Blicke sind kein Zeichen von Gottesnähe, wie etwa im europäischen Protestantismus. Zu lachen, vor allem auch über persönliche Niederlagen lachen zu können, ist göttlich.
Zu tanzen ist göttlich, sich zu bewegen, nicht starr zu verharren in dem, was ist und Bestand zu haben scheint. Zu spielen ist göttlich, den Ernst der sozialen und religiösen und anderer pathetischer Würdenträger zu umgarnen und sie einzuladen zu immer neuen Spielen auf Gottes großem Spielplatz.

Sprache der Liebe

Es wird »geschlechtlich verkehrt«, der »Beischlaf angeboten« oder »ausgeübt«, es wird »beigewohnt« und »die Ehe vollzogen«, bis die Trennung von Tisch und Bett dem ein Ende bereitet und die Zeit der geschlechtlichen Selbstbefriedigung oder der Enthaltsamkeit gekommen ist. Unsere Sprache verrät, wie schwer wir uns tun mit der Liebe.
Unter den Slangworten ist »vögeln« noch das schönste, obwohl es mir ein Rätsel ist, was das mit Vögeln zu tun

haben soll. »Bumsen« jedenfalls klingt in meinen Ohren eher grob und tölpelhaft. »Poppen« klingt witzig, aber auch unangemessen verniedlichend, während »ficken« aggressiv klingt. Und »Liebe machen«? Liebe kann man nicht machen, höchstens Sex, was damit ja wohl auch gemeint ist. Überhaupt habe ich bisher nur Worte für die »körperliche Liebe« aufgezählt, das heißt für Sex.

Was ist mit der Liebe des Herzens? Wenn wir verknallt sind oder uns in jemand verguckt haben, der Angebeteten schöne Augen machen oder er es mir angetan hat? Oder, etwas weniger entflammt: Was ist mit Zuwendung, Hingabe oder selbstloser Aufopferung? Alles Varianten der Liebe, die aber eher nicht so einladend klingen, außer vielleicht der Hingabe.

Sind wir deshalb in der Liebe zum sprachlosen, schweigenden Spiel verdammt? Mit den Augen zu flirten und dem gewissen Klang in der Stimme die Neigung des Herzens zu verraten, aber ansonsten lieber nichts zu sagen?

Trotz der vielen Wege und Irrwege, die da möglich sind und zu Missverständnissen führen, meine ich, sollten wir in der Liebe nicht schweigen – jedenfalls nicht grundsätzlich. Schweigen ist gut, aber nicht immer. Eine Kultur der Liebe braucht auch eine Sprache der Liebe.

Solange es im Deutschen das Wort »Mitleid« gibt, aber nicht »Mitfreude«, ist bei uns etwas außer Balance. Solange wir für unsere Autos mehr verschiedene – und manchmal liebevollere! – Ausdrücke haben (Automobil, Fahrzeug, PKW, Maschine, Vehikel, Kutsche, Kiste, Käfer und noch viel individuellere Kosenamen) als für unsere menschlichen Geliebten und für das, was sich zwischen uns im Bereich der Lust und Liebe abspielt, sind wir arm dran. Eine liebevollere Welt braucht eine liebevollere Sprache.

Die Eskimos haben so viele Begriffe für Schnee, wird immer wieder gesagt, weil sie dort leben und die vielen Varianten des Schnees für sie so bedeutsam sind. Warum haben wir dann nicht viele Begriffe für Liebe? Vielleicht haben die Generationen vor uns sich so fürs Überleben abrackern müssen, dass sie zu wenig Gelegenheiten hatten, sie mit den Feinheiten der Liebe zu beschäftigen. Wie dem auch sei: Anstatt zu bedauern, dass wir nun eben leider nicht mit einer reichhaltigeren Sprache in Sachen Liebe beschenkt wurden, meine ich, wir sollten das intelligent nutzen, was an Mitteln vorhanden ist, und diese kreativ weiterentwicklen.

Wir können nicht über Nacht eine andere Kultur und Sprache erschaffen, aber wir können doch einiges tun. Wir können uns trauen, mehr mit dem zu spielen, was schon da ist, und hinzuzudichten, was wir gerne hätten. Und »hinzudichten«, das soll hier nicht heißen, Tatsachen zu verfälschen, sondern die Wirklichkeit dichterisch zu erweitern, etwa indem wir schöne Worte für schöne Tatsachen finden. Es hilft den schönen Tatsachen nämlich, benannt zu werden. Wie eine Pflanze verwelkt, wenn sie nicht gegossen wird, so verkümmern die schönen Seiten im Leben, wenn man sie nicht benennt und von ihnen erzählt.

»Willst du mit mir spielen?« (»Mau bermain?«), fragte mich meine malaiische Freundin. Es war ein heißer Nachmittag in einem der verträumteren Vororte von Singapur. Wir lagen träge auf dem Bett, es gab nichts zu tun. Ein Spiel? Ja, ich wollte. Und ich wusste, was sie meinte: Spielen (»main«) – jedenfalls im Zusammenhang mit der Vorsilbe »ber« – ist im Malaiischen ein Ausdruck für das Spiel der Liebenden. Für das Liebemachen haben die Malaien als Wurzelbegriff den des Spielens gewählt, wie weise! Bei uns wird Liebe hauptsächlich gemacht. Wie ja auch mit dem Körper in den modernen ganzheitlichen Therapien hauptsächlich »gearbeitet« wird. Wie soll der da heil werden, frage ich mich, bei so viel Arbeit? Das zieht sich hin bis zur »tantrischen Körperarbeit«:

In einschlägigen Einladungen heißt es: »*Wir erarbeiten uns in der tantrischen Körperarbeit einen spielerischen Zugang zu …*« Allmächtiger Shiva, was soll ich dazu noch sagen? Wenn da auch noch die Arbeit erarbeitet werden muss, wo soll da noch Raum für das Spielerische sein? »*Fighting for peace is like fucking for virginity*« (Für den Frieden zu kämpfen ist so, als würde man sich die Jungfräulichkeit herbeificken wollen), habe ich von Pazifisten gehört, und so ist das wohl auch, wenn man sich das Spielerische erarbeiten will. Da würde ich mir schon lieber die Arbeit erspielen, denn das Spiel ist das Grundsätzlichere. Es hat noch keine Kultur einen Gott erfunden, der sagte, das Prinzip des Universums sei Arbeit, so wie Shiva es Spiel nennt. Auch wenn der westliche Gott bei der Erschaffung der Welt immerhin sechs von sieben Tage mit Arbeit verbrachte, ohne ein Wort über das Spielen zu verlieren.

Tragische und komische Spiele

Seit der Antike unterscheiden wir die Schauspiele des Abendlands in Komödien und Tragödien. Komödien sind lustig, ihre Helden scheitern auf komische Weise, es ist zum Lachen.

Tragödien hingegen sind ernsthaft, ihre Helden scheitern auf schreckliche, eben »tragische« Weise, es ist zum Weinen. Meist scheitert der Held der Tragödie, indem er stirbt, während der Held der Komödie – nicht ganz so fatal – überlebt, während sein Projekt scheitert. Und während das Publikum den Held der Komödie – in der Kurzform den Clown – auf dieses Scheitern zusteuern sieht, hat es was zu lachen.

Die Komödie ist historisch die Urform des späteren Dramas, sie setzt eine größere Vielfalt an Ebenen voraus. Der Untergang des Helden in der Tragödie (sei es nun der eines Menschen, einer Gesellschaft oder einer Idee) ist etwas Ernsthaftes, Fatales. Der Held stirbt, der Schauspieler und sein Publikum überleben, das sind die zwei Ebenen. In der Komödie gibt es mindestens noch eine Zwischenebene, auf der der Held nach dem Scheitern, dem Ende seiner ersten Identifikation, weiterlebt und neue Projekte anfangen kann. Das Publikum durchschaut hier die Fatalität des Projektes. Es erkennt das Projekt als Spiel, als vorübergehende Identifikation, deshalb weint es nicht, sondern lacht über den Verlierer.

Erst wenn der Tod des Helden in einem größeren Zusammenhang als Tod einer Rolle verstanden wird, ist auch die Tragödie zum Lachen. Die Grenzen zwischen dem Tragischen und dem Komischen werden dann zu Grenzen zwischen dem Ernsthaften und dem Spielerischen.

Ernsthaftigkeit bedeutet Identifizierung mit der Rolle – das ist die tragische Ebene. Spielerisch zu sein bedeutet, in der Rolle zu wissen, dass es nur eine Rolle ist – das ist die komische Ebene.

In einem erweiterten – tantrischen – Bewusstsein erscheint auch das tragische, mit dem Tod endende Leben als Spiel.

In einem solchen Bewusstsein spielen und lachen zu können heißt nicht, unsterblich zu sein. Es heißt, die Ebene, auf der etwas spielt und stirbt, schon während des Spiels zu erkennen und damit auch verlassen zu können. In der Sicht des Tantra ist der Tod das Ende einer Rolle, das heißt das Ende dieses Lebens in diesem Körper – nicht das Ende des Lebens und nicht das Ende des Spiels.

»Du spielst ja nur mit mir!«

»Du spielst ja nur mit mir« ist ein Vorwurf, den man zwischen Liebenden, oder vielmehr: zwischen Menschen, die sich gerade nicht so sehr lieben, immer mal wieder zu hören bekommt. Von Misstrauen gepeinigt, zweifelt sie an der Ehrlichkeit seiner Motive und wirft ihm mit diesen Worten vor, ihre Gutgläubigkeit oder Treue auszunutzen. Oder er, in seinem Stolz gekränkt,

fühlt sich von ihr verführt und benutzt, sie scheint ihm »über den Dingen« zu stehen und mit seinen starken Gefühlen zu spielen.
Ist das die spielerische Haltung, die Tantra meint?
Nein, denn hier wird ein Spiel gespielt ohne das Bewusstsein, ein Spiel zu spielen. Eher hat »Spiel« hier die Bedeutung, einander etwas vorzumachen, das nicht echt ist und mit dieser Falschheit den anderen reinlegen will. Solch eine Manipulation verletzt. Vielleicht hat es einmal Spaß gemacht, dass er der Verführer ist und sie die Verführte (oder umgekehrt), jetzt aber ist das Spiel langweilig geworden, verletzend oder erniedrigend.
Sobald die Rollen, in die man da hineingeschlittert ist, aber einmal durchschaut sind, kann man wechseln: Jetzt ist sie Verführerin und er der Verführte (oder umgekehrt), und das Spiel atmet wieder Freiheit: Wir müssen nicht so sein, wie wir sind; wir dürfen so sein, denn wir können auch anders.
Der Vorwurf »Du spielst ja nur mit mir« kann eine Unehrlichkeit aufdecken wollen und ist dann eine Chance, auf einer tieferen Ebene ein neues, befriedigenderes Spiel zu beginnen. Können wir auch ganz ohne Spiel auskommen? Immer nur ehrlich, spontan, direkt, unverblümt, gegenwärtig, »authentisch« rund um die Uhr? Ich glaube nicht. Der Anspruch an unsere Geistesgegenwart wäre zu hoch.
Der Versuch, überhaupt nicht zu spielen und immer nur ernst, echt und authentisch zu sein, führt nämlich zu der Täuschung, man bewege sich – mehr oder weniger – in reiner Geistesgegenwart, permanent kreativ, inno-

vativ, jeder neuen Situation vorurteilsfrei begegnend, ohne Tücken, ohne Muster, ohne Spiele.
Das ist für die meisten von uns zu hoch gegriffen. Für die meisten der Spieler (und Spielverderber) vor dem Herrn ist es bereits eine enorme kreative Leistung, sich immer mal wieder neue Spiele einfallen zu lassen. Nicht einmal die alten Spiele, die wir einmal aus Not erfanden und die wir nun in den abwegigsten Situationen geradezu zwanghaft immer wieder anwenden müssen, auch wenn sie dabei weder uns noch den unfreiwillig ins Geschehen Mitverwickelten irgendeinen Spaß bereiten und auch keine sonstigen Erfolge bringen – nicht einmal diese Spiele sind wir imstande abzulegen ohne Tränen und ohne Therapie.
Das Erlangen der Freiheit ist ein größeres Unterfangen, als dem ernsthaften Muster- und Bilderstürmer zunächst einleuchten will. Das Erlangen der spielerischen Freiheit als Freiheit, uns die Spiele selbst zu wählen, die wir spielen wollen, ist ein erster und wichtiger Schritt. Mag sein, dass es dann irgendwann auch noch gelingt, die Zeiten der Freiheit von Spielen überhaupt, die Zeiten reiner, unverstellter Geistesgegenwart, in denen wir überhaupt keine Rolle mehr spielen, mehr und mehr auszudehnen. Doch das ist ein Projekt, von dem die klagenden Stimmen des »Du spielst ja nur mit mir!« noch weit entfernt sind.

Das Leben leben – das echte Spiel

Als ich ungefähr 16 Jahre alt war und meine Altersgenossen Karten spielten oder Fußball, war mir das zu blöd. Ich wollte nicht spielen, sondern das wirkliche Leben kennen lernen. Spielen – das bedeutete für mich, Zeit zu vertrödeln. Zu spielen würde mich um das wirkliche Abenteuer bringen zu leben, befürchtete ich. Gaben nicht viele offen zu, nur zum »Zeitvertreib« zu spielen?

Wie kann man Zeit »vertreiben« wollen – Zeit, kostbare Zeit? Vom Lerngewinn durch Spiele hielt ich als Kind nichts, ich wollte mir nicht eine Pädagogik überstülpen lassen, sondern auf eigene Faust das Leben erkunden.

Deshalb kann ich Spielmuffel gut verstehen. Ich bin ja selber einer.

Aber es gibt Spiele, die die Kostbarkeit der Zeit und das Abenteuer des wirklichen Lebens zu schätzen wissen, Spiele, die kein Zeitvertreib sind, auch wenn man dabei leicht die Zeit vergisst. Das ist der Typ von Spiel, den ich in diesem Buch vorstellen will. Und nicht nur den Typ von Spiel, sondern vor allem den Typ von Spieler dahinter will ich vorstellen, der Spiele einsetzt, spielt und wieder verlässt, eingebettet in den Kontext seines Lebensspiels. Liebesspiele im Kontext des Lebensspiels.

Jetzt ist aber Schluss!

Wer allein spielt, für den beginnt ein Spiel mit der Entscheidung, es zu spielen. Bei zweien oder mehreren beginnt es mit einer Vereinbarung. Wie aber endet es? Und was ist dann?

Vielleicht haben wir vereinbart, um vier Uhr aufzuhören. Nun ist es Punkt vier, wir fallen aus unseren Rollen und sind wieder die, die wir vorher waren. Vielleicht nicht ganz. Vielleicht hat uns das Spiel ein bisschen verändert, indem es uns eine Möglichkeit gezeigt hat, auch anders sein zu können, als wir normalerweise sind.

Oder wir haben vorher abgebrochen. Es ging mir einfach zu weit, was du da von mir wolltest, als ich deinen Diener und Sklaven spielen sollte! Ich bin an dem Punkt in meine alte Rolle zurückgesprungen, in der ich dein Partner bin, dein Spielpartner und nicht dein Diener. Das war für mich die Grenze, das Ende des Spiels, der Rand der Bühne. Hier hörten für mich der Spaß und das Spiel auf.

In jedem der in den folgenden Kapiteln vorgeschlagenen Spiele – wie überhaupt in jedem Spiel, solange es ein Spiel ist (und wir nicht »bitterer Ernst« spielen) – hat jeder Spieler die Möglichkeit auszusteigen. Wenn du das tust, mach dir klar, warum du aussteigst. Es ist ja kein Zwang. Steig aus, wenn du willst, aber mach dir klar, warum du aussteigst, ohne Beschönigung, ohne unnötige Ausreden, sonst hast du die Chance vertan, hier eine deiner Grenzen zu erkennen.

Jeder hat Grenzen. Es ist wichtig zu wissen, wo sie sind. Nur wenn wir sie kennen, können wir sie ausdehnen – oder auch beibehalten, wenn wir wollen.

4

Tantra allein

Liebe scheint wie eine Beziehung zu sein,
aber sie beginnt im tiefen Alleinsein.

Liebe hat ihren Ausdruck im Sich-Beziehen,
aber die Quelle der Liebe ist nicht ein Sich-Beziehen,
die Quelle der Liebe ist Meditation.

Osho
(indischer Mystiker, 1931-1990)

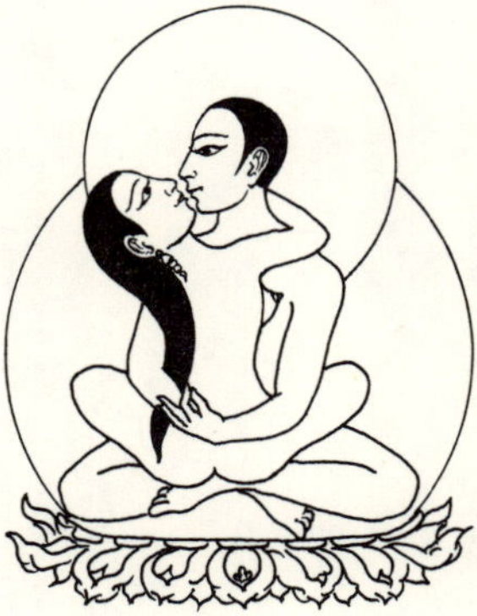

Einige meiner tiefsten Tantra-Erlebnisse hatte ich, als ich allein in einer Hütte wohnte, in einem üppig bewachsenen Garten Nordindiens, und ein paar der Atem- und Bewusstseinstechniken aus einer Sammlung des alten hinduistischen Tantra ausprobierte. Mein Körper war durch eine schwere Hepatitis unfähig zu jeglicher Anstrengung, zeitweise konnte ich nichts als Zuckerrohrsaft aufnehmen, dann wieder ein wenig leicht verdauliches Obst.

Wochenlang verließ ich mein Bett nur, um auf die Toilette zu gehen. Tantra-Partner? – Danke für die Idee, aber sie kam aus einer anderen Welt.

Ich war froh, einen Partner für die Getränke- und Obstbeschaffung zu haben und zu überleben. Währenddessen las ich in einem Buch von Osho (»Das Buch der Geheimnisse«) über die Gespräche zwischen Shiva und Shakti Passagen wie: »*Wann immer Einatmen und Ausatmen verschmelzen, berühre in diesem Augenblick das energielose, Energie gefüllte Zentrum*«, oder (Shiva zu Shakti): »*Gesegnete, wenn die Sinne im Herz aufgehen, erreiche die Mitte des Lotus*« – und verging vor Glück.

Ich wusste: Wenn ich jetzt sterben müsste, nach dieser Erfahrung, ich könnte mit dem Gefühl gehen, nichts verpasst zu haben. Ich habe die Chance genutzt, in einem so wunderbaren Körper zu wohnen, ich habe von dem göttlichen Nektar gekostet und kann in Frieden sterben.

Tantra ist etwas, das man allein machen oder vielmehr: allein erfahren kann. Im Grunde ist Tantra sogar etwas, das nur mit einem allein geschieht, sozusagen mit dir und deinem Universum.
Ich kenne so viele, die darauf warten, den richtigen Tantra-Partner zu finden. Das ist keine Erfolg versprechende Haltung. Die Welt ist voller Menschen, die auf den richtigen Partner warten. Sie finden ihn nicht, weil, wie gesagt, die Welt voller Menschen ist, die auf den richtigen Partner warten. Tantra ist etwas, das mit einem Menschen und seiner Wahrnehmung geschieht, egal, ob sonst noch jemand dabei ist. Und man kann es üben, ganz allein.
So paradox das klingt, aber es ist wahr: Wer nicht allein sein kann, kann auch nicht in Partnerschaft sein. Wenn eine Partnerschaft nicht nur zwei Neurosen miteinander verknüpfen soll, dann besteht sie darin, dass freie Menschen miteinander in Kontakt treten, die einander nicht brauchen: Menschen, die in ihrem Alleinsein ruhen und aus dieser Fülle und Zufriedenheit heraus ihr Glück mit einem anderen teilen wollen und dies auch können.
Und was ist mit denen, die nicht allein sein können? Bleibt ihnen das Geheimnis des Tantra auf ewig verborgen? Nein, denn das Eingeständnis, einen Menschen zu brauchen, kann eine tiefe und ehrliche Herzöffnung bedeuten. Sich einsam zu fühlen und dies mitzuteilen braucht Mut. Aber wenn es geschieht, kann es das Herz öffnen. Und es kann sein, dass sich durch diese Öffnung hindurch zwei Menschen erkennen – der eine so fragil und bedürftig wie der andere, und beide sehen es: Sie haben beide in gleichem Maß in der Außenwelt

ihr Glück gesucht und tragen doch schon alles, was sie je seelisch brauchen, in sich. Und dieses Erkennen verbindet sie. Das Eingeständnis eines Bedürfnisses kann Türen öffnen – über die Tatsache hinwegtäuschen, dass wir letztlich doch alles in uns tragen und es nur in uns selbst finden können, kann es auf Dauer nicht.

Glauben wir doch nicht, dass wir erst dann zu uns selbst finden können, wenn unsere Kinder erwachsen sind oder unser Partner weniger ängstlich ist oder dieser fürchterliche Arbeitsstress endlich vorüber oder was noch.

Oder warten wir auf den Partner, der uns erlöst, oder auf den Job, der uns endlich erfüllt? Erst dann werden wir imstande sein, uns zu verwirklichen? Vergiss es, das ist eine Ausflucht! Wir sind hier, nicht dort. Wer sich selbst finden will, schau hierher, nicht dorthin. Hier ist, was jeder sucht: sich selbst.

Das gilt auch für Tantra.

Tantra ist schließlich nicht die Kunst, den richtigen Partner zu finden, sondern die Kunst, die höchste Erfüllung mit Hilfe eines Partners in sich zu finden – oder andersherum gesagt: *trotz* eines Partners die Erfüllung *in sich* zu finden.

»Der andere ist die Hölle«, sagte Sartre. Er hatte Recht. »Der andere ist das Glück«, sage ich. Beides *lassen wir mit uns machen*: Wir lassen uns durch andere das Leben zur Hölle und zum Himmel machen. Wir benutzen andere als Auslöser für *unseren* Himmel und *unsere* Hölle. Wie das im Einzelnen geschieht, ist der Gegenstand unzähliger Therapien und Ratgeber.

Auch die in diesem Buch aufgeführten Spiele wollen erkennbar machen, wie wir über unsere Gedanken und

Gefühle von anderen bestimmt werden. Sowohl die Partnerspiele wie die Spiele oder Übungen, die man allein macht, eignen sich dafür. Zu wissen, wie wir uns selbst und uns gegenseitig beeinflussen, bedeutet Freiheit: die Freiheit, uns unseren eigenen Himmel zu schaffen. Oder unsere eigene Hölle.

Mit dem Atem spielen

Das älteste Spiel auf dem riesigen Spielplatz der spirituellen Wege und Experimente ist das Spiel mit dem Atem. Gott habe dem Menschen seinen Lebensatem eingehaucht, sagt das Alte Testament. Für Atem und (Lebens-)Geist steht in vielen Sprachen dasselbe Wort (zum Beispiel grch. *pneuma* oder Sankskrit *prana*). Der Weg des Atems ins Innere unseres Wesens ist der königliche Weg genannt worden, der direkte und einfache Weg: sich hinsetzen, entspannen, die Augen schließen und beobachten, wie der Atem in die Lungen einströmt – und wieder ausströmt. Und wieder hinein und wieder hinaus. Das ist die älteste und einfachste aller Meditationstechniken. Sie gilt auch als die erfolgreichste. Tausende haben durch diese Technik inneren Frieden erlangt.

Folgendes einfaches Spiel erleichtert den Einstieg: Zähle deine Atemzüge! So bemerkst du leicht, ob du wirklich jeden Atemzug zu registrieren imstande bist, jeden Ein-Atem und jeden Aus-Atem. Ordne jedem Atemzug eine Ziffer zu, von eins bis zehn oder bis zu deiner Lieb-

lingszahl. Allmählich wird dabei vermutlich das Zählen als Beobachtungshilfe zu grob und eine feinere Beobachtung des Atemzugs ist angesagt: den Beginn zu beobachten, das Strömen in der Mitte und das Ausklingen am Ende. Dann lass das Zählen sein und beobachte nur noch, was geschieht.
Falsch wäre es, sich mit dieser Übung (wie auch mit einer der anderen) zu stressen. Es ist ja nur ein Spiel. Manipuliere den Atem nicht, lass ihn fließen. Wenn er sich dabei von selbst ändert, etwa langsamer und tiefer wird, ist das gut, er sollte aber nicht willkürlich verlangsamt werden. Das Spiel der Meditation geht dann am leichtesten und führt dann am ehesten in die Tiefe, wenn es ohne Anstrengung vor sich geht. Versuche nicht, dabei etwas zu erreichen. Besser ist, einfach zu beobachten, was geschieht. Das genügt.

Wendepunkt des Atems

Das folgende Spiel (oder die Übung) mit dem Atem besteht darin, so weit auszuatmen, wie es bequem geht. Halte am Ende kurz an, gerade so, dass die Leere dieses stillen Wendepunktes erkennbar ist, aber ohne ihn zeitlich zu dehnen und ohne Atemnot zuzulassen. Dann den Atem wieder einströmen lassen – und wieder hinaus, so weit es geht. Ungefähr zehn Minuten lang (nach Gefühl, ohne dabei auf die Uhr zu sehen). Dann ein paar Minuten den Atem wieder einfließen lassen, wie er will. Dann noch mal weit ausatmen mit der Beobachtung des Wendepunktes und wieder ein paar Minuten Pause. Diese Übung sollte anfangs nicht länger als insgesamt eine Stunde dauern, wobei die Zeit nach Gefühl einzuschätzen ist. Bei Unwohlsein einfach aufhören und ein andermal weitermachen.

1. **Variante:** Ganz ähnlich lässt sich der Wendepunkt auch nach dem Einatmen beobachten. Achte beim Einströmen der Luft darauf, dich nicht zu sehr anzufüllen. Sollten dabei Schwindelgefühle aufkommen, werde allmählich langsamer, ohne abrupt zu stoppen. Der kurze Punkt regungsloser Stille nach dem Einatmen vermittelt ein ähnliches Gefühl von Formlosigkeit wie nach dem Ausatmen, hier aber eher als Fülle.

2. **Variante:** Ein drittes Spiel beobachtet den Wendepunkt sowohl nach dem Ausatmen wie nach dem Einatmen. Auf und ab, ein und aus, Fülle und Leere. Ohne Anstrengung, ohne Eile, ohne Sorge wirst du vom Atem über die ersten Schwellen der Langeweile auf dem Weg nach innen hinweggetragen. Wer einmal damit angefangen hat, wird immer auf dieses Spiel zurückgreifen wollen. Wartezeiten an Bushaltestellen, im Verkehrsstau oder beim Arzt im Wartezimmer sind gute Gelegenheiten dazu. Vor dem Einschlafen eignet sich eher die Betonung des Ausatmens, am Morgen eher die Betonung des Einatmens.

Bad in den Tönen

Dieses Spiel geht am besten mit geschlossenen Augen: Tauche ein in die vorhandene Klangwelt oder Geräuschkulisse. Tue nichts, höre nur auf das, was sich deinen Ohren anbietet. Bade darin! Sei nichts als diese Töne. Je einfacher sie sind, umso leichter ist es, in ihnen zu versinken. Stadtlärm oder Gespräche im Nebenzimmer führen nicht so leicht zur Versenkung wie Naturgeräusche oder eine meditative Musik, doch sollten die Schwierigkeiten der Auswahl nicht die Sache selbst verdrängen: Im Grunde ist jedes Geräusch gut für dieses Spiel. Es gibt Orte, deren Klangcharakter sich besonders gut für dieses Spiel eignet. Das kann ein Wasserfall sein, eine Felsenküste, an der du ununterbrochen die Brandung hörst, oder ein Platz, um den der Wind pfeift.

Auf einer Reise durch Südthailand fand ich 1976 auf der Insel Ko Samui ein kleines Waldkloster in der Nähe eines Wasserfalls. Offenbar hatten Mönche lange vor mir diesen Platz entdeckt und hier ihre Hütten aufgebaut. Als Meditierende mussten sie um die Besonderheit von Tönen gewusst haben und darum, dass es ein besonders gut geeigneter Weg der Versenkung ist, rhythmisch auftretenden oder kontinuierlichen Naturgeräuschen zu lauschen.

Das Ohr ist ein einfacherer Weg ins Innere als das Auge. Der »Papst des Hörens«, Joachim-Ernst Berendt, hat das in seinen Büchern sehr kenntnisreich beschrieben.[4]

Ich hatte Glück: Als Besucher an diesem schönen Platz auf Ko Samui brauchte ich mir nicht erst einen Unterschlupf zu bauen, sondern durfte mich unter dem Moskitonetz in einer der leeren Hütten in den Klang des Wasserfalls versenken. Gleichmäßig rauschte das Wasser als Hintergrund einer Sinfonie von Dschungelgeräuschen, wie ein kontinuierlicher Bewusstseinsstrom, immer weiterfließend, ohne Ende.

Im Fluss der Energie

Meistens ist unser Körper zu unruhig, um still sitzen zu können. Wir müssen so viele Informationen in uns aufnehmen und verarbeiten, um unser Leben in den modernen Leistungsgesellschaften managen zu können; körperliche Fähigkeiten sind hier nicht mehr so sehr gefragt. Die Folge davon ist, dass zahllose unausgedrückte Impulse in uns stecken, die sich nicht ohne weiteres gedanklich lösen lassen. Der Körper will sich bewegen – mal heftiger, mal sanfter. Ihm dafür Raum zu geben tut gut, heilt und kann in tiefe Meditation führen.

Ein Spiel, das in Indonesien als *Latihan* bekannt ist und in ähnlicher Form in Europa von Michael Barnett als *Körperfluss* (*»body-flow«*)-Meditation empfohlen wird[5], ist das freie, absichtlose Den-Körper-machen-lassen-was-er-will.

Die Grundform dieses Spiels ist die lautlose Bewegung, allein – draußen in der Natur an einem einsamen oder freundlichen Platz oder in einem Raum, je leerer, desto besser, eventuell mit Kissen und/oder Matratze.

Falls mehrere Spieler mitmachen, sollte jeder dabei für

sich sein, ohne andere zu berühren oder mit Geräuschen zu stören.

Varianten dieser Grundform können Atemgeräusche und Stimmlautäußerungen erlauben. Wenn mehrere mitspielen auch Berührungen. Sich selbst zu berühren ist sowieso erlaubt.

Das Schöne an diesem Spiel ist, eine nicht gedanklich gesteuerte Bewegung zuzulassen. Das mag auch (immer mal wieder) in Bewegungslosigkeit enden. Es geht dabei um die ziellose Hingabe an die Bewegungen, die der Körper von sich aus will, ohne Zweck, ohne Absicht. Lass geschehen, was von sich aus geschehen will! An dabei auftretenden Gedanken und Gefühlen ist nichts falsch, sie sollen nur nicht den Körper steuern. Der kann sich nämlich selbst steuern, aus einer tieferen Quelle heraus als unsere bewussten Gedanken und Gefühle.

Wer bei solch einer Selbstentdeckungsreise auf massive Schichten verdrängter Wut stößt, sollte sich erst mal gezielter austoben, eventuell mit Hilfe eines Begleiters (Therapeuten). Meist sind diesbezügliche Ängste aber unbegründet. Normalerweise ist es ein Genuss, sich gehen zu lassen und den Körper machen zu lassen, was er will.

Sei, der du bist: alles

Ein bisschen Mut brauchst du für dieses Spiel, bei dem die Stimme mitmacht. Von der natürlichen Bewegung her ist es so ähnlich wie das vorige, nur darfst du dabei sprechen, plappern, schimpfen, singen, was auch immer du gerade ausdrücken willst.

Die *erste Variante* ist schauspielerischer: Du sprichst oder schreist (wenn der Platz es erlaubt) in verständlicher Sprache (z.B. auf Deutsch) und bist dabei der, der du schon immer sein wolltest – oder auch, das geht noch einen Schritt weiter, der du nie sein wolltest.
Spiele mit Körper und Stimme, mit deiner ganzen Leidenschaft! Bleibe bei einer Rolle, solange sie was hergibt. Wenn du sie ausgekostet hast, wechsle, so schnell es dir gefällt, zur nächsten. Sei, wer du sein willst, und mehr noch: wer du nicht sein willst. Nichts Menschliches sei dir fremd.

Bei der *zweiten Variante* werden keine verständlichen Laute geäußert. Das Sprechen ist hier nur ein Brabbeln oder Lallen, ein Sprechen in deiner eigenen Sprache, die du kanntest, bevor deine Lautäußerungen Sinn haben mussten. Sufis nennen diese Technik *Gibberish.* Sie sagen, dies sei die eigentliche Sprache Gottes, noch bevor die Menschen ihrer Sprache Sinn gaben. Deswegen ist es so süß (und auch ein bisschen bitter), Kinder sprechen lernen zu hören: Beim Übergang vom sinnlosen, absichtslosen Ausdruck ins Reich der Verpflichtung zur Verständigung wird eine Welt gewonnen, eine Welt der Kommunikation; die Unschuld und Sorglosigkeit der Kindheit aber geht verloren.
Sei ganz in dem Spiel, solange es Spaß macht oder solange die fremde Rolle Überwindung kostet. Wenn du genug hast oder erschöpft bist, setze dich still hin, mit

geschlossenen Augen, und genieße, niemand zu sein. Niemand sieht dir zu, keiner kennt dich, und niemand verlangt etwas von dir.

Shiva Nataraj

Shiva ist alles, in seinem Tanz. Er verkörpert die ganze Welt. Tantra sagt: Ich bin alles; Yoga und der Buddhismus sagen: Ich bin nichts. Beide Wege führen zum selben Ziel: zur Einheit, in der alle Trennungen aufgehoben sind.

Tantra ist insofern der freundlichere Weg, als Tantra alle menschlichen Regungen und Gefühle in die Reise zur Ganzheit mit einbezieht. Auch das Spiel des Bösen wird hier als ein Spiel verstanden, ein Tanz. Das Böse spielt mit dem Guten, das Gute mit dem Bösen, sie tanzen miteinander vor einem Hintergrund, der beides umfasst. Wer den erkennt, ist erlöst – von beidem!

Identifikation mit nur einer Seite ist Leid. Identifikation mit dem Ganzen, *innerhalb* dessen sich alles bewegt, bedeutet Befreiung von Leid. Das Spiel mit den Gegensätzen ist das Spiel Shivas mit sich selbst: Shiva als Nataraj [sprich: Nataratsch], der König der Tänzer.

Such dir eine Musik aus, zu der du gern tanzt und die mindestens eine Viertelstunde dauert. Den *Bolero* von Ravel zum Beispiel oder sonst ein ekstatisches, rhythmisches Stück.

Leider sind die meisten modernen Stücke sehr kurz. Für meinen Geschmack eignen sich auch einige indische, vor allem nordindische Ragas. Besonders gut geeignet für dieses Spiel ist die Musik von Georg Deuter, die er, veranlasst durch seinen Meister Osho, im damaligen Ashram in Poona, eigens für diesen Zweck komponiert hat: die Nataraj-Meditation. Sie ist auf CD erhältlich und dauert insgesamt eine Stunde. Vierzig Minuten lang steigert sich eine sehr rhythmische und zugleich melodische Musik allmählich einem ekstatischen Höhepunkt zu. Es folgen fünfzehn Minuten Stille. Den Abschluss bilden noch mal fünf Minuten Musik, zu der du wieder tanzen kannst.

Die Kunst der Visualisierung

Tantra geht davon aus, dass Männer wie Frauen beide Geschlechter in sich tragen. Der Mann hat eine »innere Frau« in sich, die Frau einen »inneren Mann«. Wir fühlen uns zu dem anderen Geschlecht hingezogen, weil wir uns dort mit dem vereinigen wollen, was wir nur unvollständig in uns zu haben glauben. Dabei ist dieser andersgeschlechtliche Teil in uns unser ureigenstes Potenzial, und wir sind, mit einiger Übung, auch imstande, uns damit zu identifizieren.

Männer sind jedenfalls nicht einfach Männer und Frauen einfach Frauen – das eigene Geschlecht ist eine vielschichtigere Angelegenheit, wie man ja auch an den Varianten des geschlechtlichen Verhaltens bei Homosexualität, Transvestitismus und Gender-Crossing sieht.

So wie wir biologisch – und viel mehr noch psychologisch – die Keime des anderen Geschlechts in uns tragen, so tragen wir sie erst recht geistig in uns und können sie vor dem inneren Auge wachsen und aufblühen lassen.

Das innere (Ideal-)Bild, das der Mann von der Frau in sich trägt, nannte der Schweizer Psychologe und Freudschüler C. G. Jung *Anima*, das innere Bild vom Mann, das die Frau in sich trägt, *Animus*. Diese inneren Bilder können wir in uns entdecken und erwecken. Sie treten in unseren Nachtträumen auf, in intuitiven Vorstellungen und Kunstwerken. Sie können auch im Wachzustand ganz bewusst hervorgerufen und ausgebildet werden.

Die Australierin Julie Henderson hat diese *Erweckung des inneren Geliebten* zu einer ausgefeilten Methode des tantrischen Umgangs mit sich selbst gemacht.[6]

Bei der Kunst der Visualisierung geht es darum, vor dem eigenen inneren Auge Bilder aufzurufen. Der traditionelle tibetische Buddhismus hat es darin zu einer ganz eigenen Perfektion gebracht. Durch die vier Phasen Einweihung, Vorstellung, Kontaktaufnahme und Verwirklichung gelangt der Schüler bei diesen Bewusstseinstechniken dahin, *»sich selbst als tantrische Gottheit zu generieren«*. Dabei *»verwandelt sich der anfängliche Akt der Fantasie fast unmerklich in eine Art von intuitiver Wahrnehmung. Und zwar wird gewissermaßen über Antennen und Kanäle wahrgenommen, die es vorher noch gar nicht gegeben hat«*, und der Übende bekommt *»ein fast räumliches Gefühl der Ausdehnung seines Bewusstseins in eine Richtung, die er vorher nie erahnen konnte«* – so erläutert es der in Deutschland lebende tibetische Tantra-Lehrer Dagyab Kyabgön Rinpoche.[7]

Der erste Schritt vor Beginn jeder Visualisierungspraxis ist: Werde dir klar, was du wirklich willst! Dieser Schritt ist sehr wichtig, denn unsere Vorstellung hat tatsächlich die Kraft, das Auftreten des Gewünschten – was auch immer das sein mag – zu begünstigen. Wenn du dich etwa an jemandem rächen willst oder dir wünschst, ein Konkurrent möge verunglücken, oder auch nur, deine Rivalin möge wenigstens ein bisschen hässlicher aussehen als auf eurer letzten Party – hüte dich vor Verstärkung solcher Gedanken und Fantasien durch bewusste Visualisierung! Anderen Schaden herbeizuwünschen schadet dir letztlich selbst am meisten, denn da alles mit allem zusammenhängt, fällt eine solche Bösartigkeit früher oder später auf ihren Urheber zurück. Das Visualisierungsspiel ist jedenfalls nur für positive Vorstellungen gedacht.

Der zweite Schritt ist, dich in einem stillen Raum (im Sommer auch draußen in der Natur) in einen bequemen Stuhl zu setzen oder dich hinzulegen. Entspanne erst den Körper, wenn nötig Stück für Stück, von den Zehenspitzen bis zur Kopfhaut. Entledige dich dann aller quälenden Gedanken oder Sorgen, indem du sie zunächst registrierst und ihre Bedeutung anerkennst (alle Gedanken haben einen Sinn) und sie dann bittest, sich zu gedulden, bis sie angemessen beachtet und gelöst werden können. Beginne dann, Gedanken und Gefühle auf das gewünschte Wesen zu konzentrieren.

Was du sein willst

Alle folgenden Visualisierungsspiele sind für Frauen wie Männer geeignet.

Im ersten Visualisierungsspiel konzentrierst du dich auf das, was du sein willst: ein großartiger Liebhaber, eine leidenschaftliche Frau, Shiva Nataraj, die Göttin der Liebe ... irgendein positives Idol, mit dem du dich wirklich identifizieren möchtest. Stell dir die Person mit allen Sinnen vor: Wie sieht sie aus, wie ist ihre Stimme, wie fühlt sie sich an?

Ehre diese Person, da sie deiner Vorstellungskraft entsprungen ist, deinen Gefühlen und Gedanken – sie ist deine Schöpfung! Sie wird dir bleiben, wenn du sie gut behandelst, sie wird dich in verschiedenen Lebenslagen inspirieren und dir Möglichkeiten zeigen, die du vorher nicht kanntest oder zu denen dir ohne sie der Mut gefehlt hätte, von der Kraft, sie zu verwirklichen, ganz zu schweigen.

Dann sei dieser Mensch! Schlüpfe hinein in diese Rolle (in deiner Fantasie) wie ein Schauspieler, bewege dich in ihr, unternehme etwas mit anderen Menschen, tu, was du schon immer tun wolltest! Dies ist deine neue Identität – wenigstens für dieses Spiel.

Sei dein Wunschpartner

Im zweiten Visualisierungsspiel stellst du dir deinen Wunschpartner vor: Aussehen, Stimme, Geruch, die Beschaffenheit des Körpers ... wieder bis in alle Einzelheiten. Dann sei dieser Mensch! Schlüpfe in ihre bzw. seine Haut und sei dieser Mensch. Bewege dich in diesem neuen Wesen in verschiedenen Alltagssituationen: Steige aus dem Bett, spüre deine breiten Schultern oder deine vollen Brüste, wasch dir unter der Dusche deine Geschlechtsteile, zieh deine (Männer- oder Frauen-) Kleidung an, mach dir Frühstück ... ein Tag im Leben des anderen Geschlechts. Spiele das Spiel des Lebens einmal aus dieser Perspektive!

Superman oder Marilyn Monroe

Im dritten Visualisierungsspiel steckst du wieder in der Haut deines eigenen Geschlechts, in deiner (menschlichen oder göttlichen) Wunsch- und Idealrolle: als Shiva oder Superman, wenn du ein Mann bist, und wenn du eine Frau bist als Shakti oder Saraswati oder Madonna – oder wer auch immer das positive Idealbild deiner sexuellen Identität sein mag.
Geh in dieser Gestalt durchs Leben und trete diesmal in Kontakt mit deinem Wunschpartner! Lass die beiden zusammenkommen, hier bist du der Regisseur! Wie lernen sich die beiden kennen, wie sprechen sie zum

ersten Mal miteinander, wie berühren sie sich? Lass sie all das tun und sagen und erleben, was du dir in einer Partnerschaft wünschst. Bleibe als Spieler dabei in der Rolle deines Geschlechts.

Wunschpartner und Wunschidentität

Das vierte Visualisierungsspiel ist noch anspruchsvoller: Geh in die Identität deines Wunschpartners und erlebe von dort aus die Begegnung mit deiner eigenen Wunschidentität! Hierbei versetzt du dich erst ganz in die Rolle des Menschen, den du im zweiten Visualisierungsspiel bereits von innen her kennen gelernt hast, achtest aber jetzt bei seinen (bzw. ihren) Interaktionen darauf, dass dieser Mensch dem Idealbild gegenübertritt, das du von dir selbst hast.

Die Vorstellung ist nicht die Wirklichkeit

Du wirst merken, dass diese Spiele dich verändern. Sie entwickeln deine innere Identität, und du gewinnst Möglichkeiten, dich zu verhalten, die du vorher nicht hattest. Vergiss dabei nicht, dass deine innere, selbstgeschaffene Idealvorstellung etwas anderes ist als die Realität, in der du bisher gelebt hast und die für dich noch eine ganze Weile relevant sein wird.

Deine Vorstellungen wirken auf diese Realität ein, auf eine geheimnisvolle, manchmal wunderbare Weise, aber

sie sind nicht diese Realität. Die Verehrung deines Idealpartners kann dir helfen, reale Menschen zu ehren.
Realität und Wunschvorstellung sind allerdings zwei Paar Stiefel. Die realen Menschen, die dir begegnen, sind so, wie sie eben sind, und entsprechen in den meisten Fällen nicht deinen visualisierten Idealpartnern. Die Visualisierung eines Idealpartners hilft dir zu erkennen, was du willst, und oft sogar auch, es zu ermöglichen. Sie trägt meist auch dazu bei zu erkennen, mit welchen *weniger als idealen* Vorstellungen von dir selbst und vom Partner du bisher herumgelaufen bist. In der Partnerschaft geht es immer darum zu erkennen, wer ihr seid, du selbst und dein Partner. Behalte dabei aber zugleich das Ideal im Auge, den Idealtypus sowohl von dir selbst als auch von deinem Partner. Erkenne im anderen und in dir selbst Gott und die Göttin – und wisse dabei doch, dass ihr Menschen seid. Das Ideal ist wie der Horizont hinter dem, was jetzt tatsächlich konkret und greifbar in deiner Nähe vorhanden ist; der Horizont ist immer da und wird doch nie erreicht.
Vorstellungen sind Vorstellungen, sie sind nicht die Realität. Bleibe offen dafür, Menschen zu begegnen, die anders sind als deine Vorstellungen! Es mag ein Mensch kommen, der ganz anders ist als die von dir eingeübte Vorstellung des Idealpartners – und du verliebst dich, weil er oder sie etwas Tiefes in dir berührt, von dem du vorher nicht einmal gewusst hast, sodass du dir davon auch kein Bild machen konntest. Das gilt ebenso für deine Vorstellung von dir selbst: Vielleicht entdeckst du eines Tages, wie anders du bist als das Idealbild, das du dir von dir gemacht hast – und gefällst dir, so wie du bist!

Das Selbstlieberitual

Wie wichtig es ist, sich selbst zu lieben und gut zu kennen, um andere lieben zu können, wird vielfach unterschätzt. Das gilt auch im Bereich der Sexualität. Wer seine eigenen sexuellen Vorlieben kennt, weiß, was sein eigener Körper mag. Er weiß, wie er angefasst werden will, wie er auf Berührung, Gerüche und Geräusche reagiert, und tut sich im Tanz und Liebesspiel mit einem Partner dann viel leichter.

Wenn es mit einem Partner nicht klappt, liegt es oft daran, dass wir uns selbst nicht gut genug kennen. Zwei Menschen, die sich selbst nicht kennen, die Augen nur nach außen gerichtet auf den Partner, wie soll das gut gehen?

Das Spiel: Richte dir einen Raum so her, wie du es am liebsten magst, mit schönen Düften, Farben, Musik, Tüchern und Kissen, ganz nach deinem Geschmack. Keiner kennt dich so gut wie du selbst und weiß so gut wie du, was dir gut tut. Zieh die Kleidung an, die du am liebsten trägst, und arrangiere das Licht so, dass du dich wohl fühlst. Nimm dir Zeit, den Raum herzurichten: Er ist der Tempel, der das Heiligtum deines Körpers beherbergt.

Wenn es dir zunächst schwer fällt, dir selbst deine ganze Liebe zu geben, dann stell dir behelfsweise vor, in einer Stunde käme der Mensch, den du am meisten liebst und mit dem es dir mehr bedeuten würde, diese Nacht zu verbringen, als mit jedem anderen – egal, ob dieser

Mensch einer tatsächlichen Einladung von dir folgen würde oder nicht. Spüre das Fieber der Erwartung beim Näherrücken des Zeitpunkts eures Rendezvous – und wenn es dann so weit ist, sei dir selbst der Liebhaber! Gib dir selbst die ganze Liebe, die du sonst deinem Traumpartner gegeben hättest.

Dies ist ein Rendezvous mit dir selbst.

Begrüße dich mit einer Verbeugung! Verehre dich mit den Worten, die du gerne hören möchtest – keiner weiß so gut wie du selbst, wie großartig du bist. Du bist es, der dir die größte und wahrhaftigste Anerkennung aussprechen kann, niemand ist darin kompetenter als du. Und wenn niemand im Nebenzimmer mithört, der dich daraufhin für völlig durchgedreht halten würde, dann sprich diese Worte der Verehrung für dich selbst laut aus: Ein Teil deines Wesens wird sie erst dann wirklich hören und für wahr halten.

Beginne nun, dich selbst so anzufassen, wie du gerne angefasst werden willst – wie es einem Gott oder einer Göttin gebührt. Dehne und räkle dich, massiere dich und streichle dich, so sanft oder fest, wie du es magst: du, Schöpfer des Universums!

Zumindest dieses Universums – mit diesem Ritual hast du dir die Welt so geschaffen, wie du sie wolltest. Mit dir selbst in perfekter Einheit von Regisseur und Schauspieler kann dieses Spiel so schön werden wie die schönste Liebesnacht. Was du von deinem Partner wahrnimmst, entstammt sowieso zu neunzig Prozent deiner eigenen Fantasie – warum dann nicht gleich allein bleiben. Und wenn du das perfekt kannst, bist du optimal bereit für eine Partnerschaft. Es ist paradox, aber wahr: Erst wenn

du deinen Geliebten nicht mehr brauchst, bist du wirklich bereit, ihn zu empfangen.
Du kannst in diesem Spiel so weit gehen, wie du willst. Streichle dich, und schlafe dabei ein. Berühre deinen *Lingam* (Phallus) oder deine *Yoni* (Vulva, Vagina) so, wie sie es wollen und verdienen, und verharre dabei in der Erregung. Bleibe ein Weilchen in diesem Raum höchsten Genusses, bleibe darin, ohne Eile. Lasse die Erregung dann sanft abklingen oder lasse sie in einem Orgasmus explodieren – wie du willst. Achte dich in jedem Augenblick dieses Liebesakts mit dir selbst als Gott oder Göttin. Sei dabei zugleich der Verehrende: Liebhaber und Geliebter als eines.

Werden und Vergehen

Gerade an dem, was wir am meisten schätzen, haften wir auch am meisten, und diese Anhaftung ist die Ursache des Leidens. Deshalb soll dieses letzte Spiel des Kapitels an die Vergänglichkeit und Unwirklichkeit allen Geschehens erinnern. Wer sich daran erinnert, dass alles enden wird, wer den Gedanken an den Tod bei sich trägt wie einen guten Freund und spirituellen Lehrer, der wird auch von Abschiedsschmerz und Trennung nie mehr völlig überrumpelt.
Mach es dir bequem, schließe die Augen und stelle dir erotische Szenen vor, bis in alle Einzelheiten. Fantasiere nach Herzenslust! Wie du es willst, wo und mit wem; sieh genau hin, höre, rieche, schmecke ... dann lass die-

se Vorstellung wieder dorthin gehen, wo sie hergekommen ist, ins Nichts. Dann lass sie wiederkommen, mit veränderten Einzelheiten: andere Menschen, an einem anderen Ort, die sich auf eine andere Weise treffen. Und lass sie wieder vergehen.

Wir alle tagträumen, oft ziemlich stereotyp und eben »verträumt« im Sinne von geistesabwesend. Diese Art Träumerei ist hier nicht gemeint. In diesem Spiel geht es darum, *geistesanwesend* zu sein. Wenn du dich zu diesem Spiel aufrecht hinsetzt, hilft dir das, während der Träumerei nicht einzuschlummern oder völlig wegzudriften. Dann träume: intensiv, leidenschaftlich, hingebungsvoll! Und sei dir währenddessen bewusst, dass du träumst.

Fantasien prägen unser Leben in viel höherem Maße, als wir anzunehmen geneigt sind. Das gilt natürlich ebenso für Fantasielosigkeit. Beim gezielten Visualisieren erotischer Szenen machen wir uns diese Fantasien bewusst und erweitern ihre Einflusssphäre. Die erweiterte Fantasie ermöglicht dann ein erweitertes Erleben. Dieses Dehnen und Erweitern ist die eine Seite, die des Wachstums. Die andere ist die der Auflösung: Jede Vorstellung geht über in eine andere, oder sie löst sich auf in nichts. Es mögen ein paar Erinnerungen bleiben, flüchtige Abdrücke im Kurzzeitgedächtnis. Nicht viel anders geht es uns auch mit unseren tatsächlichen Erlebnissen: Sie vergehen und hinterlassen in uns nichts als eine mehr oder weniger trügerische Erinnerung, die – auch wenn sie erst mal im Langzeitgedächtnis gespeichert wird – eines Tages ebenso vergehen wird wie jede Fantasie.

Dieses bewusste Beobachten des Auftretens und *Verge-*

hens von Fantasien (in diesem Falle: erotischer Fantasien) bereitet auf subtile Weise auf den Tod vor. Viele Menschen haben mir erzählt, wie sehr die Vorstellung ihres eigenen Todes für sie etwas Erotisches hat – diese Assoziation ist durchaus nichts Perverses, sondern zeigt ein sehr tiefes Verständnis vom transformativen Charakter der Liebe. Hingabe hat auch etwas mit Tod zu tun: Im Orgasmus sterben wir den »kleinen Tod«.

Dieses Spiel mit der Vorstellungskraft weckt die Kreativität. Wer imstande ist, das Verlöschen von Vorstellungen bewusst zu erleben, wird damit auch von Zwangsvorstellungen und den damit verbundenen Zwangshandlungen befreit – und damit meine ich auch eine Vielzahl alltäglicher, meist unauffälliger Verhaltensweisen, die wir unbewusst, aus Gewohnheit oder Verlegenheit oder einer versteckten Angst heraus ablaufen lassen. Diese Übung macht uns freier auch von äußeren Umständen. Wir können im Leben Glück haben, und alles kommt so, wie wir es wollen. Wir können aber auch Pech haben, und es kommt anders. Und beide Fälle, Glücks- wie Unglücksfälle, vergehen sowieso. Das Vergehen selbst der schönsten Situationen in der Fantasie bei höchster Aufmerksamkeit vorwegzunehmen mindert die Angst davor, nicht zu bekommen, was wir uns wünschen, denn dann wissen wir: Es vergeht sowieso.

5

Tantra zu zweit

Die Schöpfung geschah um des Liebesspiels willen.
Solange nur Einssein existierte, gab es kein Entzücken.
Als die Einheit jedoch aufgehoben wurde
und anschließend Mann und Frau
wieder miteinander verbunden wurden,
war das Entzücken groß.

Rabbi Hayim Haikel
(jüdischer Mystiker des 18. Jh.)

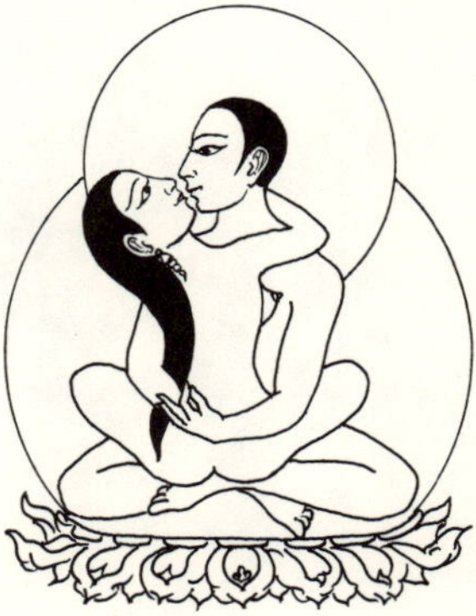

Äonenlang nur mit sich allein langweilte Gott sich und beschloss, sich in zwei Teile zu spalten, die miteinander würden spielen können: Es entstanden Mann und Frau. Sie waren so beschaffen, dass sie sich allein unvollständig fühlten und sich nach einander sehnten. Sie lebten in getrennten Körpern, die einander suchten und erst in der Vereinigung glücklich waren. Erst wenn sich die beiden Hälften gefunden hatten, waren sie wieder ganz, waren Gott, was nichts anderes heißt als ganz – und mussten sich doch wieder trennen, da, wie gesagt, Gott sich sonst langweilt.
Das ist der Mythos. Aber auch die Wissenschaft hat eine Geschichte vom Beginn der Sexualität: Die Trennung in zwei Geschlechter, von denen nicht eines ohne das andere Kinder zeugen kann, begann vor Jahrmilliarden auf der Erde. Geschlechtliche Lebewesen scheinen sich gegenüber nichtgeschlechtlichen Lebewesen (die es nach wie vor gibt) besser durchsetzen zu können. Anscheinend können die in Geschlechter getrennten Arten durch ihre Art der Fortpflanzung ihre Erbanlagen besser mischen, sodass eine größere Vielfalt entsteht, wodurch die Anpassungsfähigkeit erhöht wird.
Diese Theorie ist allerdings umstritten. War am Ende doch die Langeweile Gottes der Grund für die Entstehung von Sexualität? Jedenfalls leiden wir unter der Sehnsucht nach dem anderen und genießen das Glück

der Vereinigung, wenn wir den gesuchten Teil (von uns selbst) wieder gefunden haben. Insofern ist Tantra die Suche zweier Teile nach Vereinigung, exemplarisch typisiert in zwei einander suchenden und sich aufeinander beziehenden Individuen, eines männlich, das andere weiblich. Hier bin ich, und dort bist du, und wie diese beiden Hälften des Universums sich wieder finden, das ist das Spiel des Tantra.

Wenn es doch nur zwei wären! Aber in der Liebe interagieren nicht nur zwei, sondern immer gleich vier miteinander: du, mein Bild von dir, dein Bild von mir und ich.

Die Bilder, die wir uns voneinander machen, haben ja nur punktuell Ähnlichkeit mit den wirklichen Menschen.

Je genauer wir hinsehen, umso mehr Verschiedenheiten bemerken wir, sowohl zwischen uns beiden wie auch zwischen den Bildern, die wir uns voneinander gemacht haben, und den dazugehörigen Wirklichkeiten.

Diese kleinen und großen Unterschiede brauchen uns aber nicht in Verzweiflung zu stürzen. Im Gegenteil: Mit ihnen arbeitet oder vielmehr »spielt« Tantra. Den Partner können wir in der Regel nicht ändern. Was wir aber, wissend, dass unser Bild immer nur ein Bild ist, ändern können, ist unser Bild von ihm.

Was für ein Bild wir uns voneinander machen, hat jedenfalls entscheidenden Einfluss auf die Partnerschaft.

Lustvolles Lernen

Bei den Spielen, die ich im Folgenden vorstellen werde, stehen zwei Gewinne im Vordergrund: Lust und Lernen. Das Lernen und die Lust brauchen einander, denn lustvoll lernt es sich am besten, und zu lernen bereitet allein schon Lust. Wenn ein Spiel keinen Spaß macht, ist der Lernerfolg gering. Und wenn etwas unserer ewigen Neugier und unserem Wachstumsdrang keine Herausforderung mehr bietet, flaut auch die Lust ab.

Es lohnt sich deshalb, sich ein Herz zu fassen und bis an die Grenzen dessen zu gehen, was man sich jeweils traut. *Was am meisten Angst auslöst, ist oft die größte Quelle von Lust und verspricht jedenfalls auch den größten Lerngewinn.*

Bei einigen der Spiele (etwa: »Ich will dir ganz gehören!«) sieht es vordergründig so aus, als habe der Spieler des Herrscherparts eine viel größere Chance, das Spiel zu genießen. Das täuscht! Mindestens so groß wie die eigene Lust ist nämlich der Genuss, dem andern Lust zu bereiten, denn Lust ist ein Win-win-Spiel: Wenn beide gewinnen, ist die Lust am größten. Auf dem Weg zur Lust des Partners lohnt es sich durchaus, mal zurückzustecken und vorübergehend auch mal Unlust in Kauf zu nehmen; der Gesamtgewinn wird so ein höherer sein.

Hinzu kommt, dass auf einer tieferen Ebene Lust und Unlust Partner sind, die einander brauchen. Tantra ist nur einer von vielen Wegen, die zu dieser Erkenntnis führen. Das Besondere an Tantra ist jedoch, dass man nicht durch Abstinenz, sondern gewissermaßen auf natürliche Weise, durch die Lust hindurch, zu dieser Erkenntnis gelangt.

Bei fast allen Spielen ist es wichtig, für die Zeit des Spiels bei den einmal vereinbarten Rollen zu bleiben.

Es mag als besonders spielerisch erscheinen, während des Spiels die Rolle nicht so ernst zu nehmen. Meistens aber ist es, was den Spaß und den Lerneffekt angeht, ergiebiger, bei der Rolle zu bleiben und den schauspielerischen Part möglichst noch zu übertreiben.

Im Tantra versteht man das Ego, die Ich-Identität, als letztlich nichts weiter als eine Rolle, die wir im Leben einnehmen. Normalerweise tun wir das kaum mit spielerischen Varianten, so als hätten wir nur einen einzigen Kleiderbügel im Schrank. In der religiösen oder sexuellen Ekstase hängen wir sozusagen unsere Ego-Klamotte auf den Bügel, für den Alltag ziehen wir sie dann wieder an. Unsere Ego-Klamotte – haben wir davon denn nur eine? Seien wir nicht so knausrig damit und gönnen uns doch mehrere, verschiedene Rollen für den Alltag ...

Im Spiel können wir das üben. Vor allem können wir durch das Einnehmen eines ganz anderen Parts als gewöhnlich unsere normale Ego-Klamotte mal ausziehen, sie relativieren und schließlich auch diesen alten Hut, mit dem wir schon so vielen auf die Nerven gegangen sind, auf spielerische Weise auf- und wieder absetzen. Es ist ja nur ein Hut! Wer wir wirklich sind, ist eine ganz andere Sache.

Orgasmus

Dem Orgasmus wird in den meisten anderen Tantrabüchern viel Raum gegeben. Hier nur so viel: In westlichen, auch modernen Anleitungen zur Sexualität wird der Orgasmus meist sehr betont. Im Gefolge der Entdeckungen des Freud-Schülers und Begründers der Bioenergetik Wilhelm Reich, der auch den Charakterpanzer und den orgasmischen Reflex erstmals wissenschaftlich beschrieben hat, ist das verständlich. Die Fixierung auf den Orgasmus wurde unter Reichianern und anderen ganzheitlichen Therapeuten allerdings oft übertrieben. Es passt eben zum westlichen Denken, Zielen zuzustreben und Höhepunkte zu erklimmen, da passt das Streben nach dem sexuellen Höhepunkt gut dazu.

Demgegenüber gilt die Zurückhaltung der Ejakulation des Mannes besonders im chinesischen Taoismus, aber auch im hinduistischen Tantra als zentraler Punkt des Glücks in der Liebe und auf dem spirituellen Weg. Im Westen findet man diesen Nachdruck auf der Zurückhaltung des Samenergusses nur noch in der Praxis des *Karezza* und natürlich heute in vielen der aus dem Osten importierten Wege.

Auch die Unterscheidung eines klitoralen und eines vaginalen Orgasmus kann man übertreiben. Schon so manchem Paar ist im Stress nach der richtigen Art des Orgasmus die Lust am Liebesspiel verloren gegangen. Im Tantra wird der Talorgasmus dem normalen Gipfelorgasmus gegenübergestellt: Das eilige Erstreben des Gipfels wird hier schlechter bewertet als das genüssliche

Schwelgen im Tal. Die Frage ist aber, ob man die Talebene überhaupt noch als Orgasmus bezeichnen kann. Es gibt jedenfalls viele Landschaftsformen, Gipfel wie Täler, und alle haben ihre eigene Schönheit.

Dass die Ejakulation den Mann erschöpft und meist das Liebesspiel verkürzt, ist zweifellos richtig und ein wichtiger Punkt in jeder Liebesschule. Viele Frauen sind fähig, mehrfache Orgasmen zu erleben, man kann das auch kultivieren, es sollte aber nicht zum Fetisch werden. Ich kenne Frauen, die beim Lieben die höchsten Genüsse kennen und nie einen Orgasmus erfahren haben. Vielleicht ist es so, wie Jolan Chang (in *Das Tao für liebende Paare*) sagt: »*Je hungriger nach Liebe wir sind, umso größer ist unsere Sucht nach dem Orgasmus, der uns dann aber ebenso wenig tief befriedigt, wie Schokolade ein Ersatz für richtige Ernährung ist.*«

Und der indische spirituelle Lehrer Osho, der Tantra im Westen seit den 70er Jahren erst richtig bekannt machte, sagt: »*Entspannt, legt euch zusammen hin und meditiert miteinander. Umarmt euch, meditiert zusammen. Ihr werdet überrascht sein, dass ihr bessere, orgiastischere, hinreißendere Momente erreichen könnt als beim Geschlechtsakt. Der ist sehr schnell vorbei. Findet neue Wege. Und das Finden von neuen Wegen ist Feiern… Für das neue Zeitalter, für den neuen Menschen, wird es auch neue Arten der Liebe geben, höher entwickelte, kultiviertere.*«[8]

Im neueren, westlichen Tantra geht man dementsprechend vom Kult des Orgasmus zur Kultivierung des orgasmischen Erlebens über.

Und nun zu den Spielen.

Atem Gottes – das Atemrhythmusspiel

Der Atem galt von jeher als Brücke zwischen dem Materiellen und dem Spirituellen. Auch in der Liebe verbindet er Körper und Geist, Herz und Seele miteinander. Wer will nur das eine? Atembewusstsein vergeistigt die körperliche und erdet die herzliche Liebe.
Setzt oder legt euch in Umarmung so zusammen, dass ihr die Brust des anderen gut spüren könnt. Dann beginnt, euch allmählich auf den Atemrhythmus des Partners einzustimmen: zusammen einatmen, zusammen ausatmen. Normalerweise haben zwei Menschen nicht den gleichen Atemrhythmus, da dieser u. a. von der jeweiligen Stimmungslage abhängt. In dieser Übung sind beide Atemrhythmen miteinander verschmolzen. Nach einer Weile des gemeinsamen Atmens möchte der Körper zum eigenen Atemrhythmus zurückkehren. Beobachte diesen Wunsch und bleibe für die Länge des vereinbarten Spiels bei der Parallelatmung.
In jeder Beziehung zwischen zwei Menschen müssen sich zwei Rhythmen einander anpassen. Dabei kann es sein, dass einer von beiden weitgehend bei seinem eigenen Rhythmus bleibt und nur der andere sich anpasst.
In der idealen Beziehung verschmelzen beide zu einem einzigen Rhythmus, oder aber die Führung wechselt harmonisch und hat auch in diesem Wechsel ihren eigenen Rhythmus.
Sollte die Führung einseitig sein, kann man als Spiel-*Variante* ausprobieren, dass jeweils nur einer explizit führt und der andere folgt. Dann umgekehrt. Dabei wird der

Führende merken, wie schwierig es ist, unberührt von dem wie ein Schatten folgenden Partner bei seinem eigenen Rhythmus zu bleiben. In der Intimität einer innigen Umarmung ist man ja fast unausweichlich dem Einfluss des anderen ausgesetzt, und normalerweise ergibt sich dabei ganz natürlich ein Paar-Atem-Rhythmus.

Der libanesische Dichter Kahlil Gibran (*Über die Liebe* in *Der Prophet*) hat den Abstand, den Liebende brauchen, um eine tragfähige Beziehung zu gestalten, mit den Säulen verglichen, die das Dach des Tempels tragen: Sind sie zu nah beieinander, kippt es, stehen sie zu weit voneinander entfernt, bricht es ein.

Die amerikanischen Paartherapeuten Joyce und Barry Vissel sprechen (in *Der gemeinsame Weg*) dasselbe Thema an: »*Doch lasst Raum zwischen eurem Beieinandersein und lasst Wind und Himmel tanzen zwischen euch. Singt und tanzt zusammen und seid fröhlich, doch lasst jeden von euch allein sein. Obwohl die Saiten einer Laute nebeneinander liegen, entsteht ihre Musik aus dem Zusammenspiel.*«

Ich trinke deinen Atem, Geliebte/r – die Wechselatmung

Diesmal betrinken wir uns nicht mit einem Aphrodisiakum und auch nicht durch den Austausch von Körperflüssigkeiten, sondern am Atem des Partners.

Setzt euch bequem einander gegenüber. Bei unterschied-

licher Körpergröße kann sich auch einer auf den Schoß des anderen setzen, mit oder ohne Kissen, sodass sich beide gut ins Gesicht sehen können. Die Arme dürfen auf den Schultern des Partners ruhen. Halte den Mund leicht offen, etwa eine Handbreit vor dem Mund des Partners. Dann passe die Atmung so der deines Partners an, dass immer einer ausatmet, während der andere einatmet. Dabei gibt es keinen Grund für Angst vor Sauerstoffmangel! Neben der Atemluft des Partners ziehst du immer noch genug frische Luft ein. Außerdem: Unsere Lungen nutzen immer nur einen Teil des eingeatmeten Sauerstoffs.
Das Wissen, die Luft aus dem Innersten des Partners ins eigene Innerste zu ziehen, näher ans Herz, als Genitalien je reichen können, vermittelt ein Gefühl innigster Nähe: Ich gebe dir meinen Atem und betrinke mich an deinem! Bei aller Liebe fordert das Spiel der Wechselatmung eine permanente Beachtung des Atems. So macht uns einerseits die Liebe trunken, während uns anderseits das Atembewusstsein wach hält – ein idealer Cocktail für eine tiefe Meditation!

Zauberstab und Himmelspforte – das Verehrungsritual

Das *Linga Purana*, ein alter tantrischer Text aus Indien, sagt, nein singt: *»Erblicke in Shiva Linga die Schönheit gegossenen Goldes, die Festigkeit der Himalaja-Berge,* *die Zartheit eines sprießenden Blattes, die Leben spendende Kraft des Sonnenballs; sieh den Reiz seiner funkelnden Juwelen!«*

Zu lieben ist eine Sache, Liebe zu zeigen eine andere, und die Liebe oder das geliebte Objekt in Worten zu verehren eine dritte. Dass wir uns nicht mehr nur im Dunkeln lieben, mag eine Errungenschaft der sexuellen Revolution sein, und ebenso, dass wir uns dabei ansehen und dass das Bett zwar ein schöner, aber nicht der einzige Altar der Vereinigung ist. Seit dem Bioenergetiker Wilhelm Reich, dem Primärtherapeuten Janov (»Der Urschrei«) und anderen wissen wir auch, dass wir im Liebesakt stöhnen dürfen und sogar schreien – aber reden?

Das indische Tantra und der chinesische Taoismus sind in diesen Dingen nicht so schweigsam. Die englischen Autoren und Tantra-Kenner Nik Douglas und Penny Slinger haben für ihr *Großes Buch des Tantra* ein paar der Ehrentitel aufgeführt, die Liebende in Indien und China ihren Geschlechtsteilen gegeben haben. Ich greife hier die chinesischen Begriffe heraus.

Das männliche Sexualorgan erhielt im alten China folgende schöne Namen: *Gesandter, Angreifer, Junge, karmesinroter Vogel, getreuer Diener, Frucht, Gefolgsmann, Werkzeug, Jade-Flöte, Jade-Zepter, Jade-Stange, Liebeswaffe, positiver Gipfel, Rüssel, Schildkröte, Waffe* und *Yang-Gipfel.*

Das weibliche Organ war eine *Anemone der Liebe, Höhle, Kükenzunge* (*Klitoris*), *zinnoberrote Höhle* (*Schoß*), *zinnoberrote Spalte, Muschelschale, Tor des Lebens, weiblicher Schmelztiegel, Fischteich* (*Schoß*), *goldener*

Eingang, goldene Furche, kornförmige Höhle, Grotte, Herz der Pfingstrose (*Schoß*), *kleines Mädchen, inneres Herz, innerster Knoten* (*Eingang zum Schoß*), *innerer Strom, innere Terrasse, Jade-Höhle, Jade-Tor, Juwelenfassung* (*Schoß*), *Liebesgrotte, mysteriöse Höhle, mysteriöses Tal, parfümierte Maus, Lustgrotte, Lusthaus, kostbarer Schmelztiegel, kostbares Tor, kostbarer Stein, rote Perle, geheime Höhle, empfindsame Höhle, sexuelle Höhle, Saiten der Leier* (*Lippen der Vulva*), *Schatzhaus, Vergnügungsort* (*Klitoris*) oder *weizenförmige Höhle*.
Das sind Übersetzungen. Verliebte deutschsprachige Seelen mögen für das Objekt ihrer Verehrung passendere Begriffe finden als *karmesinroter Vogel* oder *weiblicher Schmelztiegel*. Dennoch zeigen diese Worte, wohin unsere Fantasie uns führen kann. Wie viel versagen wir uns doch, wenn wir immer nur von Pimmel und Möse sprechen! Auch eine stereotype Übersetzung ins Exotische, mit Worten wie *Lingam* und *Yoni* bedeutet noch nicht unbedingt eine Entfaltung von erotischer Kreativität.
Wir dürfen auch mit der *Jade-Flöte* die *Kükenzunge* kitzeln, die sich in ihrer *Muschelschale* verborgen hat oder den *Zauberstab* ins *Allerheiligste* des *Paradiesgartens* tauchen oder ... eben der eigenen Fantasie freien Lauf lassen.
Setze für dieses Spiel zunächst deinen Angebeteten bzw. die Göttin deiner Wahl – bekleidet, oder noch besser nackt, vielleicht mit einem umgehängten edlen Tuch – auf einen als Thron oder Altar hergerichteten erhöhten Sitzplatz. Verbeuge dich vor deinem Shiva bzw. deiner Shakti tief und beginne seiner (ihrer) Schönheit

zu huldigen. Beginne mit den weniger versteckten und weniger tabubelegten Körperteilen: *»Deine Augen, verehrter Shiva, leuchten wie Edelsteine!«*, oder: *»Die üppige Pracht deiner Haare, geliebte Shakti, gleicht einem tropischen Garten!«* Nähere dich dann, von Lobpreisung zu Lobpreisung dich vortastend, dabei abschweifend, so weit du magst, allmählich, aber zielsicher dem Zentrum deiner Aufmerksamkeit: dem Zauberstab und der Himmelspforte.

Bitte keine Scheu vor Klischees oder altertümelnder Sprache! – Genital, Penis und Möse sind auch nicht originellere Ausdrücke als Zepter oder Jadepforte – und wenn dir ab und zu doch einmal ein völlig unerhörter Vergleich über die Lippen kommt, umso besser.

Es darf gelacht werden! Drückt euch aber nicht mit Ironie oder Gespreiztheit um die echte Verehrung herum. Es ist ein solcher Genuss, sich mit ehrlichen Worten Verehrung auszudrücken – und es ist ja nicht nur die Seele oder das Herz, was wir verehren, sondern auch die einzelnen körperlichen Lustspender im Besonderen, ihre Schönheit, ihr Geruch, ihr Geschmack, ihre Wunderwirkung.

Tierische Szenen

Der Mensch ist ein Tier mit ein bisschen Kultur drum herum. Auf die Schichten aus Jahrmillionen unserer tierischen Vergangenheit ist in den letzten Jahrtausenden ein dünner Firnis von Kultur gelegt worden.

Wenn man unser Paarungsverhalten, unsere Ehekonflikte oder unsere Kriege ansieht, ist der Unterschied zu Tieren nicht so groß – außer, dass Tiere keine Kriege führen und dass es unter Tieren keine Beziehungskonflikte (im engeren Sinne) gibt. Wir haben an Wildheit verloren, an Lust und Spontaneität. Wir sind ein bisschen kühler und berechnender geworden.

Darunter schlummert das Tier, das auch in unserem Leben seinen gerechten Teil will. Sonst werden wir krank. Unsere Liebe wird dann krank, unsere Seele und schließlich auch unser Körper. Den lassen wir dann vom Arzt behandeln und unsere Beziehungen schließlich vom Scheidungsrichter ... wie traurig.

»Wäre ich doch als Tier geboren!«, wünschte ich mir fast meine ganze Jugendzeit hindurch. Mensch zu sein war schrecklich. Die Schule, die Gesellschaft, die Familie – alles Gefängnisse. Tiere leben nach ihren Instinkten, frei von den Fesseln der Gesellschaft, stellte ich mir vor, und so wollte auch ich leben. Einen großen Teil meiner Zeit verbrachte ich im Wald und am Wasser, hatte Aquarien im Zimmer und Pflanzen auf der Fensterbank. Ein Sexualleben hatte ich nicht, jedenfalls keins, das der Rede wert gewesen wäre. Als Mensch war ich zu höflich und gesittet. Und ein Tier zu sein, traute ich mich noch nicht.

Die Tatsache, dass wir »tierisch« im modernen Slang als häufigen und überwiegend positiv assoziierten Kraftausdruck vorfinden, ist sicherlich ein Zeichen einer gesunden Rebellion unserer Natur, die sich zu viel Akkulturation nicht gefallen lässt. Endlich ist es so weit, dass tierisch zu sein tierisch gut ankommt! Vermutlich bleibt Gesellschaften, die das wissen und damit zu spie-

len imstande sind, der Ausbruch brutaler Gewalt oder der Atmosphärenkiller grassierender, unterkühlter Rachegelüste erspart.
Für das Spiel ist es am einfachsten, wenn jeweils nur ein Partner die Regieanweisungen gibt. Der andere folgt. Beim nächsten Spiel wird gewechselt.
Wegen des komplexeren Sozialverhaltens unter Artgenossen wählen wir hier vorzugsweise Artgenossenspiele: zwei Saurier, zwei Wölfe, zwei Delfine. Es können aber auch Jäger und Gejagte sein: Tiger und Reh, Hai und Thunfisch, oder zwei Einzeller, die einander einverleiben. Genetisch waren wir tatsächlich diese oder so ähnliche Tiere, wir haben ihre Eigenschaften »im Blut« (das heißt: in den Genen). So wie wir unsere Eltern oder Großeltern »sind« und sie spielen können, so sind wir im erweiterten Sinn auch diese Tiere und können uns spielerisch in sie hineinversetzen.
Je nach Intimität mit dem Partner kann man sich dabei Grenzen setzen, was das Beschnuppern, Beschlecken, die Paarung oder das Zufügen von Bisswunden anbelangt. Da Tiere ja in der Regel keine Kleidung anhaben, empfiehlt es sich, das Spiel unbekleidet in einem warmen Raum zu spielen. Zeitdauer: zum Beispiel eine Dreiviertelstunde – oder ganz nach Laune bzw. Instinkt (Tiere haben keine Uhr!).
Am besten ist es, dafür ganz allein in der Wohnung zu sein – Tiere sind manchmal eben auch recht laut. Oder noch schöner: draußen in der Natur, in einem warmen Klima, an einem einsamen Platz. Es scheint mir sogar wert, einen Urlaub speziell auf diese Möglichkeit hin zu planen.

Das erste Mal

Versetze dich zurück in die Zeit, bevor du das erste Mal mit einem Mann oder einer Frau Sex hattest. Du wusstest nicht, wie es geht, und hast dich wahrscheinlich ein bisschen davor gefürchtet. Vielleicht hast du gehofft, dass dein Partner sich auskennt und dich liebevoll einführen wird in die Welt der Liebe. Eigentlich wolltest du ja verführt werden, als es dann aber so weit war, wärst du fast wieder umgekehrt ...

Jetzt, in diesem Spiel, hast du das Glück, dass dein Partner Bescheid weiß und dich sanft initiieren wird in die Geheimnisse der Liebe. Nichts brauchst du zu wissen und nichts »richtig« zu machen! Du bist noch unschuldig, völlig unerfahren in diesen Dingen und überlässt die Führung getrost deinem Partner – es ist ja das erste Mal! Fühle dich wie beim ersten Mal, genieße es, als hättest du so eine Zusammenkunft noch nie erlebt. Danach bist du ein anderer Mensch.

Genau genommen bist du tatsächlich ein anderer Mensch, jeden Moment neu, nur sind wir meistens nicht sensibel genug, das wahrzunehmen. Der Geist des Tantra ist ein Geist des Anfängers: Tue alles, als tätest du es zum ersten Mal! Sieh die Welt mit den Augen eines Kindes, ohne Vorurteile, ohne »Erfahrungen«, die dich immer schon im Voraus wissen machen wollen, wie etwas geht und wie es endet.

Wer in eurer Beziehung erfahrener ist, schlüpfe zuerst in die Rolle des Anfängers; beim nächsten Spiel geht es umgekehrt. So kommt jeder mal in den Genuss, verführt zu werden, und mal in den Genuss zu verführen. Sag deinem Partner vor Beginn des Spiels, wie du gerne verführt werden willst – du kannst dich ja dann immer noch ein bisschen dagegen sträuben, es ist ja das erste Mal ...

Ich zeige dir, wie ich mich liebe – die Selbstliebe-Show

Masturbation empfinden die meisten von uns als hässliches Wort. Es ist etwas, das wir allein machen, im Verborgenen. Peinlich, dass wir es überhaupt tun: Der Makel der Ersatzbefriedigung liegt über der Masturbation. Wer keinen andern findet, mit dem er oder sie es machen kann, muss sich eben selbst befriedigen – so lautet das vorherrschende Klischee.

Eine solche Einstellung verachtet Sex und die Liebe zum eigenen Körper und ist keine gute Basis für die Liebe zu zweit.

Selbstverachtung ist eine schlechte Grundlage für Achtung anderen gegenüber, erst recht für Verehrung oder Hochachtung. Wenn ich mich selbst nicht liebe und achte, werde ich letztlich immer versuchen, alle anderen, mit denen ich zu tun habe, auf das Niveau meiner Selbsteinschätzung herunterzuziehen. Ich habe darüber im Kapitel »Tantra allein« schon gesprochen.

In der »Selbstliebe-Show« zeigen wir uns gegenseitig, wie sehr wir uns lieben und mit dem eigenen Körper lustvoll umgehen. Wir zeigen uns gegenseitig, wie wir berührt werden wollen, indem wir es einander vormachen. In der passiven Rolle, als Zuschauende, sehen wir dabei dem Partner nur zu, ohne etwas zu sagen und auch ohne zu applaudieren. Weil wir hier als nur Zuschauende nicht mit der eigenen Performance beschäftigt sind, können wir hierbei den Partner auf eine Art wahrnehmen wie vielleicht noch nie während eines Liebesakts.

Das mag mancher als voyeuristisch empfinden – mag sein, vielleicht ist das hier aber die eigentliche Kunst des Voyeurismus: Vollkommen aufmerksam da zu sein und nur den Partner wahrzunehmen, ohne dabei selbst etwas zu tun – was für ein intimer Genuss! Sowohl für den, der den Mut hat, sich dabei zu zeigen, wie für den wahrnehmenden Zuschauer. Je offener, urteilsloser, liebevoller der Partner dabei zusieht, umso leichter fällt es dem anderen, sich zu zeigen.

Geht in diesem Spiel so weit, wie ihr mögt. Schaut euch in die Augen so weit, wie ihr könnt! In den Augen den Genuss des Partners zu sehen, ohne dabei mit sich selbst beschäftigt zu sein, ist etwas, das man vielleicht sonst nie so rein erlebt.

Ich empfinde es als Ehre, wenn eine Frau mir ihre Liebe in ihrem Umgang mit sich selbst so offen zeigt – es ist ein Vertrauensbeweis, der manchmal mehr Intimität voraussetzt als die Bereitschaft, die Yoni einem eindringenden Lingam zu öffnen. Und ich weiß von der Überwindung, die es kostet, sich so zu zeigen. Nach so einer Offenbarung ist es kaum mehr möglich, sich die Lust zu stehlen, versteckt in der Show des Sexaktes. Aber

wir können sie uns *nehmen*, wenn wir uns so offenbart haben. Es ist dann ein anderes, ein expliziteres Geben und Nehmen, kein heimliches Stibitzen mehr.
Wer nach dieser Selbstliebe-Show mit vertauschten Rollen weitermachen will, lasse sich eine kleine Pause. Die Idee »Jetzt durfte ich, nun musst auch du dürfen« sollte dabei nicht stören dürfen. Zuschauen und Vorführen bieten ungefähr gleich große Lern- und Genusschancen, und das Ideal des gemeinsamen Kommens darf hier gerne mal eine Weile draußen bleiben.

Tantra im Wasser

Wir stammen aus dem Wasser. Unsere Vorfahren waren Fische, und auch als die Individuen, die wir jetzt sind, schwammen wir die ersten neun Monate unseres Lebens im warmen Salzwasser des Uterus unserer Mutter. Ungefähr siebzig Prozent unseres Gewichts bestehen auch jetzt noch aus Wasser – ohne Wasser sind wir nur ein bisschen Staub.
Das mögen einige der Gründe sein, warum dieses Element so eine starke magische Kraft auf uns ausübt. Körperwarmes Wasser berührt in unserer Tiefe eine Erinnerung an das Leben vor unserer Geburt, als wir noch alles hatten, was wir brauchten, ohne etwas dafür tun zu müssen. Nichts vermittelt so sehr das Gefühl von Heimat und Wohlbefinden wie warmes Wasser. Deshalb ist es für Tantra das ideale Element.
Mehr noch als am Schlafzimmer erkennt man am Bade-

zimmer den Tantra-Geist einer Wohnung: Es ist geräumig, hat Pflanzen, Kerzen und Duftlampen – ein Platz zum Genießen und Verweilen. Gemeinsam duschen, sich einseifen, abspülen, bürsten oder massieren, sich in der Badewanne gegenübersitzen und die Füße des Geliebten massieren oder ihr an den Zehen lutschen, sich kitzeln und streicheln, und wenn du willst (und es gelingt!), dann führe auch den vorschnellenden Fisch in seine feuchte Höhle, was aber gar nicht so leicht ist, da das Wasser unsere Geschlechtsteile so schlecht ineinander gleiten lässt. Muss auch nicht sein, das Spielen und Liegen im warmen Wasser ist schon Genuss genug, und die Wärme des Badewassers fördert eine hektische Aktivität auch nicht gerade.

Für einen ganz besonderen Genuss eignen sich Thermalbäder, die Wasserbecken mit 32 bis 38 Grad Celsius anbieten – 34 bis 35 Grad sind ideal, und eine Wassertiefe von ungefähr 1,20 Meter. Dort kann man zu zweit ein Spiel spielen, das der kalifornische Dichter Harold Dull *Watsu* genannt und zu hoher Perfektion entwickelt hat (das Wort kommt von Shi*atsu,* der aus Japan stammenden Druckpunktmassage im *Wa*sser). Dabei hält einer der beiden Partner den anderen in seinen Armen, sorgt dafür, dass die Nase über Wasser bleibt, dehnt und streckt den Körper des Geliebten, dreht ihn, schaukelt ihn sanft oder hält ihn einfach ruhig in dem warmen Element.

Eine andere Form, die von Aman Schröter und Claudia Brunschwiler entwickelt wurde, nennt sich *Wassertanzen.* Sie bezieht auch Bewegungen ein, bei denen der ganze Körper unter Wasser geführt wird. Die Nase wird dabei von einer Sportschwimmerklemme zugehalten. Diese Wasserspiele führen in Entspannungszustände von einer Tiefe, die wir vom Trockenen her kaum kennen. Muskelpanzerungen lösen sich auf, Rücken und Gliederschmerzen werden gelindert, der Gedankenfluss verlangsamt sich im Zustand dieses bodenlosen Glücks und körperlichen Wohlbefindens und wird beobachtbar. Ein Versinken in Meditation fällt den meisten Menschen bei diesen Spielen und Übungen leichter als beim Sitzen auf dem Land.

Als Paar hat man die Möglichkeit, sich hierbei abwechselnd zu führen. Einer spielt die Yang-Rolle, das heißt, er steht und hält seinen Partner, der sich, in der Yin-Rolle, ihm vertrauensvoll überlässt. Dann tauschen beide die Rollen. Ein Spiel in der Yin-Rolle sollte für den Anfänger eine Stunde nicht überschreiten, und es sollten nicht zwei Yin-Rollen-Spiele aufeinander folgen. Auch die Aufweichung von Körper und Geist braucht Erfahrung und sollte gemächlich in die Tiefe führen, ohne Eile und Übertreibung.

Vor ein paar Jahren entdeckte ich, zusammen mit einer Freundin, die das Wasser ebenso liebte wie ich, ein Spiel, das uns besonders gut gefiel: Wir lösten die strenge Yin-Yang-Verteilung, die in Disziplinen wie Watsu, Wassertanzen oder Aquabalancing üblich ist, auf und begannen gemeinsam zu tauchen und dabei die Rollen des Führenden und des Geführten relativ schnell und ganz nach Laune zu wechseln – wie zwei im Wasser spielende Delphine. Entspannung, Hingabe und schnelle, spielerische Aktivität vermischten sich dabei.

Wir hatten das Glück, diese Spiele an einem Platz machen zu können, an dem wir im Wasser nicht einmal Badekleidung zu tragen brauchten und wo niemand unserer Intimität Schranken setzte. Dabei konnten wir uns lecken, wo und wie wir wollten – was unter Wasser gar nicht so leicht ist. Wir konnten *alle* Körperteile miteinander spielen lassen und dabei so weit gehen, wie wir wollten, konnten vom Kindlichen ins Sexuelle gleiten und wieder zurück ins Kindliche. In öffentlichen Bädern kann man das in der Regel nicht, wohl aber an Stellen, wo heiße Quellen das Wasser in die freie Natur lassen.

Ich will dir ganz gehören!

Nach dem Spiel im sanften Wasser, in dem die mystische Einheit vergleichsweise leicht zu erreichen ist, schon deshalb, weil wir uns dort von der Umgebung weniger unterscheiden als an der Luft, jetzt wieder ein Spiel an Land, im Reich der krassen Unterschiede: *Herrin und Sklave* oder *Sklavin und Herr*, das Spiel von der Leibeigenschaft.
Dein Leib gehört mir, oder mein Leib gehört dir – wie grässlich und auch: wie verlockend!
»Ich will dir ganz gehören«, sagen wir poetisch, in Liedern oder Liebesbriefen, und fürchten uns andererseits doch, von unserem Liebsten tatsächlich in Besitz genommen zu werden! Mein Vorschlag ist, es mal für die Länge eines Spiels auszuprobieren. Für eine Stunde oder den Nachmittag eines Ferientages: Sei ganz Sklave deiner (deines) Liebsten! Beziehungsweise: Übernimm

(für die vereinbarte Zeit) die Herrschaft über deine(n) Liebste(n) und gebiete über sie oder ihn nach Lust und Laune.

Als ich vor Jahren einmal während eines Therapeutentrainings mit meiner damaligen Lebensgefährtin in einer völlig vertrackten Lage war – keiner konnte es dem andern recht machen, es war wie verhext –, bekam ich von meinem Lehrer dieses Spiel als Therapie verschrieben. Heute würde ich sagen: Wenn die ehrliche Vereinbarung, so ein Spiel zu spielen, zwischen zwei Partnern möglich ist, dann ist eigentlich schon alles in Butter. In einer wirklichen Beziehungskrise ist eben auch eine solche Vereinbarung meist sehr schwierig, und man braucht eine dritte Person (so wie wir sie damals hatten), der beide vertrauen und die befiehlt, jetzt sofort, noch heute, auf der Stelle dieses Spiel (oder ein anderes, passendes) zu spielen – und alles ist gerettet. Denn die meisten Beziehungsprobleme bestehen aus Autoritätsproblemen, oder sie enthalten sie, und die kann man mit diesem Spiel lösen. Dementsprechend dauerte es damals auch keine Stunde, und wir waren wieder ein Herz und eine Seele. Jetzt wollten und brauchten und liebten wir uns wieder, nachdem vorher alle Erotik verflogen schien.

Eine einzige Regel braucht dieses Spiel: keine physische Verletzung!

Ich gehe davon aus, dass ihr euch kennt und wisst, wie viel körperliche »Gewalt« der andere noch mit Genuss erduldet. Auch wer seinen Partner zutiefst seelisch verletzen will, wird sich sicherlich etwas anderes ausdenken als dieses Spiel. Ein gewisses Maß an Demütigung

und spielerischer Erniedrigung ist allerdings die Würze in diesem Spiel der Leibeigenschaft und sollte nicht von Hasenherzen schon vorab disqualifiziert werden.
Eine Beziehung, die ihren Namen verdient, enthält *immer* ein Element des Auslotens der eigenen Grenzen und der Fähigkeit zu bedingungsloser Hingabe. Vertraue, dass der andere, mit dem du dich entschieden hast, dieses Spiel (und vielleicht noch so viele andere, wie etwa: Eltern zu sein für gemeinsame Kinder) zu spielen, dir während der Zeit seiner Herrschaft nicht schaden wird. Nachdem beide sich bewusst gemacht haben, wie wichtig Vertrauen ist, und sich gegenseitig versichert haben, nicht bei der nächstbesten Herausforderung gleich aus der Übung auszusteigen, vereinbaren beide ein »Stopp«-Zeichen. Ein Laut (wie etwa »Stopp!«) oder ein unmissverständliches Handzeichen, welches dieses Spiel sofort beendet. So viel zur Sicherheit, das Spiel soll ja nicht als Mäntelchen dienen für einen tatsächlichen Missbrauch, etwa durch den körperlich Stärkeren von beiden.
Nun gilt, für die Länge des Spiels: Als Sklave sagst du ja zu allem, was von deinem Herrn oder deiner Herrin kommt. Vermutlich braucht dein Partner dieses Ja von dir, wenigstens ab und zu, in aller Deutlichkeit – auch um dieses Gefühl zu vermitteln, kann dieses Spiel dienen.
Zum Schluss noch ein paar Ideen für die Zögernden: Verlange von deinem Sklaven, was *dir* gut tut: eine Rückenmassage, ein Drink, eine Huldigung ... Nutze die Zeit! Dies ist deine Chance und eine echte Herausforderung an deine Fantasie! Lass dich sexuell bedienen, probiere Positionen und Perversitäten aus, erlaub dir,

Wünsche auszusprechen, für die du dich sonst schämen würdest. Es könnte die Entdeckung einer neuen Gemeinsamkeit werden.

Mann wird Frau, Frau wird Mann – das Verkleidungsritual

Das folgende Spiel hat eine gewisse Ähnlichkeit mit der Visualisierungsübung im vorigen Kapitel. Für dieses Spiel ist es wieder wichtig, einen festen Treffpunkt auszumachen, zeitlich wie räumlich.

Der Mann schlüpft in die Rolle der Frau und gestaltet mit Kerzen, Räucherwerk, Blumen, Duftlampen usw. hingebungsvoll einen weiblichen Raum, in dem »sie« den »Mann« empfangen wird.

Die Frau als Mann kommt rollengemäß mit Geschenken und der Zielsicherheit des Verführers. Die Kleider des anderen Geschlechts anzuziehen und die Bewegungen des anderen zu imitieren ist ein wichtiger Teil dieses Rituals. Das kann – und wird meistens – bis ins Sexuelle im engeren Sinn gehen.

Ich kenne aus diesem Spiel den tiefen Wunsch, dass die Frau (in der Rolle des Manns) in mich dringen möge, tief, tief eindringen, mich durchdringen mit ihren wilden Stößen, denen ich mich freudig hingebe. Und habe ebenso ihre Lust erlebt, mich zu packen und »fertig zu machen«.

Gewöhnlich sind wir in unserer sexuellen Rolle so festgefahren, dass uns dieser Wechsel ins andere Geschlecht schwer fällt.

Aber es lohnt sich, den Partner auf diese Weise mit ganzem Körper und ganzer Stimme *ganz* kennen zu lernen und zu verstehen – und es ist ein kaum zu überbietender Genuss. Der Genuss besteht bei diesem Spiel darin, dass man den Partner – dabei und danach – nicht mehr als fremd empfindet nur wegen seines Geschlechts. Den anderen wirklich zu spielen, nicht nur in der Fantasie, sondern physisch konkret, in der Rolle des anderen Geschlechts, beendet den Geschlechterkampf mit einem Mal, mit diesem einen Auftritt und dem darin kaum vermeidlichen Gelächter. Erst der andere zu *sein* lässt uns seelisch rund werden.

Wer dieses Spiel zum ersten Mal spielt, mag es als nützlich empfinden, dass einer der beiden Partner als Regisseur in Führung geht und dem anderen seine Wunschrolle zuschreibt. Dann umgekehrt. Etwa: *»Sei bitte wild und unberechenbar zustoßend!«* Oder (Frau in Männerrolle zum Mann in Frauenrolle): *»Ich möchte, dass du dich erst völlig wehrlos hingibst und dann leise stöhnst und wimmerst, wenn ich dich besteige.«*

Die Rollen dürfen übertrieben sein und auch ins Perverse abgleiten, solange der andere dabei nicht gegen seinen Wunsch verletzt wird. Als Sicherheit dient auch hier das Stopp-Signal, wie im Spiel *Herrin-Sklave / Sklavin-Herr*. Für die weniger schweren Fälle einer Verirrung ins Ernsthafte ist Übertreibung fast immer ein Mittel, ins Spielerische zurückzufinden.

Nichts ist schöner, als mitten im Akt nicht mehr weiterzukönnen vor Lachen.

Von nun an fest verbunden – die Beziehungsprüfung

Dieses Spiel ist besonders für Paare gedacht, die fest miteinander verbunden sich, sei es durch Ehe, Kinder, gemeinsame Arbeit, Wohnung oder Besitz. Wenn ihr eine solche Bindung beabsichtigt, ist dieses Spiel natürlich ebenso sehr zu empfehlen. Als Spieldauer empfehle ich einen ganzen Tag, bei tiefen Bindungsabsichten oder großem Freiheitsbedürfnis auch länger.
Nehmt euch ein festes Band, das nicht die Haut verletzt und nicht zerreißt, und bindet euch am Handgelenk aneinander. Das Band kann ein Schal oder Halstuch sein oder, für Liebhaber solcher Symbole, auch ein Stück Seil oder eine Kette. Sprecht genau ab, bis wann ihr aneinander gebunden sein wollt, und haltet euch dann auch daran.
Ab jetzt tut ihr alles gemeinsam: essen, aufs Klo gehen, eine Zigarette rauchen, ausruhen und all die kleinen Erledigungen. Zuerst ist das alles sehr aufregend. Man ist sich ständig so nahe, ist nie allein, der Partner ist einem sicher. Schon im Lauf von Stunden aber, wenn man etwa zusammen aufs Klo gehen muss, wenn der eine liegen will, während der andere sich einen Kaffee kochen will oder die Musikanlage bedienen, kommt man an seine Toleranzgrenzen.
Man kann das Spiel nackt spielen oder bekleidet oder sich für das An- und Ausziehen das An- und Abstreifen der Fessel erlauben (vorher vereinbaren, ob das erlaubt ist).

Wer das Spiel etwa für einen Tag vereinbart und dabei die ganze Zeit nackt bleibt, etwa in einer gut geheizten Wohnung, gibt ihm damit schon eine bestimmte Richtung. Andererseits gewöhnt man sich an Nacktheit auch ebenso schnell wie an das Tragen von Kleidung – wer *immer* nackt ist, zusammen mit dem Partner, und dabei *immer* in seiner Nähe, empfindet das in der Regel bald überhaupt nicht mehr als sexuell erregend. Das Wesentliche bei diesem Spiel, ob man es nun nackt spielt oder nicht, ist die erzwungene physische Nähe. Man merkt dabei schon ziemlich bald, ob man das will – mit diesem Partner, oder überhaupt.
Allen Heiratswilligen und ebenso Paaren, die planen, auf eine lange Reise zu gehen, gemeinsamen Besitz anzuschaffen oder Kinder zu kriegen, würde ich raten, vor ihrer endgültigen Entscheidung dieses Spiel ein paar Tage lang zu spielen. Eure Nachbarn mögen darüber vielleicht staunen, aber vielleicht auch auf neue Ideen kommen. Letztlich seid ihr es, die sich prüfen wollen, nicht die Nachbarn.

So bin ich nicht! – Das Schattenspiel

Die meisten Tantraspiele oder -übungen helfen dir zu verkörpern, wer du sein willst: Du übst eine positive Vision ein. Das folgende Spiel tut das Gegenteil: Du spielst, wer du *nicht sein* willst! Und damit das zu einer ebenso positiven Erweiterung deines Seins führt, ist hier das Spielerische besonders wichtig. Wenn es gelingt, wird

diese Erweiterung alle anderen Erweiterungen übertreffen, denn hier gehst du in deinen »Schatten« hinein, in das, was du sonst verdrängst.
Spiele das Fürchterlichste, was du dir vorstellen kannst! Als Mann etwa einen großkotzigen, selbstherrlichen Pascha. Oder einen debilen Sexomanen, der allem nachgeifert, was nach Frau aussieht. Oder einen hinterfotzigen, schleimigen Erschleicher von Gefälligkeiten. Als Frau vielleicht eine alte Jungfer, prüde und moralinsauer. Oder eine dieser geschmacklos aufgetakelten Partynudeln mit ihrem widerlichen, falschen Gelächter. Oder ... was auch immer dein Schatten sein mag: das Abstoßendste, Widerlichste, das, was du wirklich nicht sein willst, niemals, nie im Leben ...
Diese Übung kostet Mut, denn wir wollen hier Persönlichkeitsanteilen von uns begegnen, mit denen wir normalerweise nicht einmal am helllichten Tage spazieren gehen würden.
Das Reizvolle daran ist, dass wir bei diesem Spiel jemandem begegnen werden, den wir bisher unterdrückt haben, verachtet und versteckt, einem Teil von uns, der uns normalerweise kaum bewusst wird. Und nicht nur ihm zu begegnen, sondern dieser Schatten zu *werden*, als Schauspieler, der so tief in seine Rolle schlüpft, dass er nachher, nach dieser Rollenerfahrung, ein anderer ist, als er vorher war.
Die Chance, die in diesem Spiel liegt, ist, ganz zu werden. Denn das, was wir am wenigsten sein wollen, ist das direkte Gegenteil von dem, was wir (in unserem Bewusstsein) sind – und die Summe aus beidem ist die Ganzheit. Der ganze Mensch, ohne Abstriche.

Genau genommen brauchen wir zu diesem anderen Teil nicht erst zu werden – wir sind dieser Teil bereits, wir brauchen uns das nur noch einzugestehen. Unsere Lebensgefährten wissen das vermutlich schon, nur wir selbst können ihn nicht sehen, er liegt für uns im Dunkeln, deshalb nennt man ihn ja »Schatten«. Indem wir diesen Teil spielen, indem wir das – als Schauspieler – *sind* und dabei wissen, dass das ja nur eine Rolle ist, wird der Schatten erlöst.

Wir haben aber nicht nur ein Ich oder Ego und ein »Alter Ego«, sondern deren viele und können uns somit bei diesem Spiel auch an dementsprechend viele Alter Egos herantasten, eines nach dem anderen. Dass jeder Mensch eine gewissen Scheu hat, sich an diese verdrängten Anteile heranzuwagen, ist nur zu verständlich. Umso wichtiger, dass wir unserem Partner dabei das Vertrauen schenken, hier mal so sein zu dürfen, wie er sonst nicht sein darf oder meint, nicht sein zu dürfen.

Oft stellt sich dabei heraus, dass der Mann in seiner Frau die herrschsüchtige Domina, das Biest oder das Mauerblümchen liebt – zu ihrer großen Verblüffung. Und umgekehrt war schon so manche Frau von dem Macho, Softie oder Lustmolch in ihrem Mann begeistert.

Durch die Unterdrückung unseres Schattens enthalten wir unserem Partner eben auch einiges vor. Und wer wollte nicht in seinem Partner die ganze Palette des Menschlichen kennen lernen und auskosten? Wenn wir es nicht in unserem Partner finden und dennoch nicht darauf verzichten wollen, werden wir uns anderen zuwenden. Insofern ist gerade dieses »fürchterliche« Spiel eines, das Paare zusammenhalten kann, vorausgesetzt, die Spieler wagen sich tief hinein in das Dunkel ihres Schattens.

Tipps für Autodidakten

Zum Abschluss noch ein paar Tips zum Weiterspielen für diejenigen, die mit den oben beschriebenen Anleitungen bereits ausreichend experimentiert oder sich das für sie Passende herausgepickt haben:

- Denkt euch selbst Rollen aus! Für euch und für euren Partner. Eure eigenen, bisher ungelebten Seiten könnt ihr so am besten erkunden. Definiert dabei die Rollen so klar wie möglich und zielt dabei eher auf Übertreibung als auf Halbherzigkeit. Jeder von beiden sollte mal Regisseur sein und nicht nur sich, sondern auch dem anderen Rollen zuschreiben.
- Wählt einen Mittelweg zwischen einerseits der Freiheit, auch *während* des Rollenspiels vom Skript abzuweichen, etwa, um noch eins draufzusetzen oder eine Seite, die man erst jetzt, während des Spiels spürt, auszuleben, und andererseits dem Verzicht auf Erfüllung der einmal vereinbarten Rolle aus Feigheit oder um sie nur halbherzig auszuführen. In der Fülle liegt auch hier der Spaß! Gerade wer scheu ist, in eine bestimmte Sache hineinzugehen, für den ist oft gerade dort (!) ein riesiges Reservoir an Lust verborgen.
- Entwirf ein sinnliches Ritual für deinen Partner! Einer ist dabei der Empfangende, der andere der Geben-

de. Zum Entwurf gehören Gerüche, Geräusche, Geschmacksrichtungen. Auch gegenseitige Waschungen und Salbungen können dabei sein.

- Versetze dich in die Vergangenheit und inszeniere Szenen daraus, etwa: Sie ist die Gutsherrin, reif und erfahren; er der junge Stallknecht, der noch nie gevögelt hat.
  Oder: Er ist der Gutsherr und sie das neue Zimmermädchen.
- Versetzt euch in die Zukunft, auf eine Raumstation, ins Rendezvous mit euren Cybersex-Wunschpartnern oder in eine familienlose, elektronisch vernetzte Gesellschaft globaler Multimedia-Erotik ...
- Weitere Settings: Harem, Puff, Bordell für Frauen (oder: der Callboy kommt), Skihütte, Sauna, Taxi, Segelschiff, Gynäkologenstuhl, Freud'sche Couch, stehen gebliebener Fahrstuhl, U-Boot, Raumstation, Woodstock, Big Brother Container ...
- Weitere Rollen: Postbote, Stromableser, Gärtner, Vermieterin, Personalchefin, Arzt, Therapeutin, Sexualforscher ...

Die hier vorgestellten Partnerspiele sind nur ein winziger Teil dessen, was sich zwischen zwei Menschen, die ihr Verhaltensrepertoire, ihre Liebe und ihr Bewusstsein erweitern wollen, spielerisch erkunden lässt.
Viele weitere Ideen schlummern sicherlich noch in eurer Fantasie, und es wird euch nicht schwer fallen, die hier aufgeführte Liste nach Gusto fortzuführen.

6

Tantra zu mehreren

Halte ständig aufrecht die Wachsamkeit
deines Bewusstseins
beim Gehen, Sitzen, Essen, Schlafen
und jedem anderen Tun.
Vermeide es, deine eigenen Fehler
zu verbergen und von
den Fehlern anderer zu reden.

Gampopa
(tibetischer Tantriker, 1079-1153)

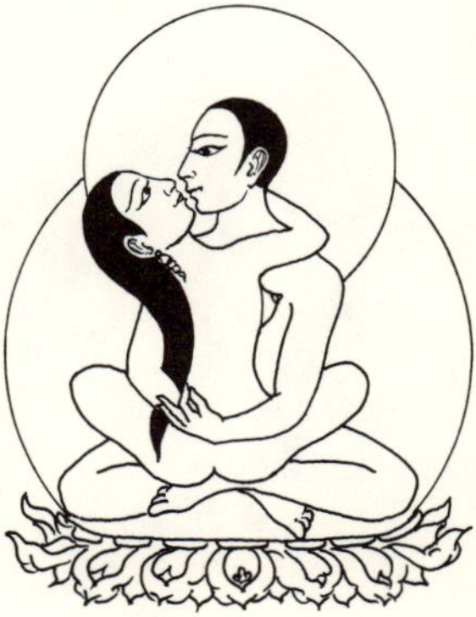

Zu zweit, mit deinem Partner, hoffst du vielleicht, der Einsamkeit entronnen zu sein und das Ganze gefunden zu haben. Da die meisten Menschen sich aber nur halbherzig mit ihrem Schatten konfrontieren, ist das normalerweise eine Fehldeutung. Das Ergebnis einer solchen Verbindung ist oft nicht viel anders als die Situation des isolierten Single, nur dass das vereinsamte, vom Ganzen getrennte Wesen nun aus einer weiblichen und einer männlichen Hälfte besteht: eine zweisame Einsamkeit.

Wie in der Kunst ein statisches, symmetrisches Arrangement von der Diagonale aufgebrochen wird, so erhält auch eine Zweierbeziehung durch ein drittes Element Dynamik. Das *Schräge*, Diagonale, bricht die Balance des einander Gegenüberstehenden auf. Mit der Zahl drei öffnet sich das Universum, der Zugang zum Ganzen. Allein bist du ein Punkt. Mit zwei Punkten kannst du eine Linie definieren, mit dreien eine Ebene, mit vieren einen Raum!

Das mag für viele Ohren merkwürdig klingen, aber es entspricht der Erfahrung, dass Zweierbeziehungen vergleichsweise eher linear und statisch sind, dass unter dreien eine neue und erneuernde Dynamik entsteht (entsprechend der Diagonalen in der Kunst) und mit vieren gewissermaßen eine Gesellschaft entstanden ist.

Die Sangha

Die Weisheit von der Kraft der Gemeinschaft haben sich schon die spirituellen Sucher im alten Indien zunutze gemacht. Buddha riet seinen Schülern, sich in Gruppen zusammenzutun, um *gemeinsam* zu meditieren und zu praktizieren. So entstand die erste *Sangha*, eine Gemeinschaft von Menschen auf der Suche nach sich selbst, nach Gott, nach Liebe, nach Erleuchtung – wie immer man das Gesuchte nennen mag.

Vermutlich sind alle Klöster der Welt aus diesen ersten buddhistischen Gemeinschaften hervorgegangen, christliche wie buddhistische, von Spanien und Irland über den ganzen eurasischen Kontinent bis Japan und Korea. Der Hintergrund ist letztlich überall derselbe: In der Gemeinschaft fordern wir uns gegenseitig heraus, wir regen uns an und helfen einander. In Zeiten der Verzweiflung, in den »dunklen Nächten der Seele«, können wir uns trösten und stützen, in Zeiten des Erfolgs und der Euphorie können wir einander Bescheidenheit lehren.

Man muss nicht gleich ins Kloster gehen. Wem in trauter Zweisamkeit oder bodenloser Einsamkeit die Decke auf den Kopf zu fallen droht und die vier Wände zum Gefängnis werden, dem kann schon eine *Gruppe* – eine Gemeinschaft auf Zeit – Abhilfe schaffen. Ab und zu ein kurzes Wochenendseminar, ein längerer *Retreat* (ein mehrwöchiger Rückzug zur Meditation, wie er im Buddhismus eine große Rolle spielt) oder auch ein regelmäßig stattfindender kleiner, privater Tantra-Kreis können

Wunder bewirken. Nicht, dass die anderen einen letztlich vom Alleinsein befreien könnten; das können sie nicht. Oder dass sie irgendetwas generell besser wüssten oder könnten als du; das ist nicht der Fall. Aber *sie sind da* – und das ändert schon einiges.

Und wenn sie ebenso inspiriert sind von der Vision des Tantra wie du, dann können in der Gemeinsamkeit einer solchen Gruppe Keimzellen einer tantrischen Gesellschaft entstehen, Ansatzpunkte zu einer liebevolleren Welt.

Unsere Gesellschaft hat noch immer Angst vor Gruppen. Der Trend zur Vereinzelung, zur Individualisierung hält an. Ein Grund dafür scheint mir unsere Angst vor der Macht zu sein, der Macht von Menschen über Menschen. Da der Mensch aber nun mal ein soziales Wesen ist, kann man dem befürchteten Machtmissbrauch nicht durch Vereinzelung ausweichen. Massen vereinzelter Singles – und dahin geht der politisch-ökonomische Trend – sind nicht freier als in Kleingruppen sich treffende Individuen. Die Herrschaft über eine Masse kann ebenso einschränkend sein wie die über eine Kleingruppe, deshalb halte ich eine generelle Angst vor Gruppen für irrational.

Unter dem Begriff »Tantra-Gruppe« mag der eine oder die andere sich eine Orgie vorstellen. Wenn so viele zusammen sind, in der Intimität einer solchen Gruppe, und »Tantra machen«, was soll das anderes sein als eine Orgie? Vielleicht lebt da in unserer Fantasie eine Erinnerung an die Fruchtbarkeitsfeste wieder auf, die unsere Vorfahren einst im Frühjahr feierten, um ihre Götter günstig zu stimmen, uns Fruchtbarkeit zu ge-

währen, auf den Feldern ebenso wie in den Bäuchen der Frauen. Tantra-Gruppen sind aber in 99 Prozent aller Fälle keine Orgien (auch wenn einige das bedauern). Es sind Gruppen, in denen das Zusammensein mehrerer Menschen im Geist des Tantra genutzt wird, um die Entwicklung jedes Einzelnen zu fördern.
Brauchen solche Spiele einen Leiter? Es geht mit und auch ohne. Wenn massive Autoritätsängste vorhanden sind, ist es entspannter ohne. In der Regel führt ein guter Spielleiter die Gruppe jedoch viel tiefer in Neuland, als sie ohne Führung gegangen wäre. Wenn ein hohes Niveau an Selbsterfahrung vorhanden ist, können gute Teams von mutigen Spielern auch ohne Leiter sehr weit gehen.

Der kosmische Ton

Auf leichte und herzliche Weise verschmilzt das gemeinsame Summen die Gruppe miteinander. Wir setzen uns in einen Kreis, schließen die Augen und lassen beim Ausatmen einen Ton entstehen. Da in einer Gruppe praktisch immer jemand am Ausatmen ist, ergibt sich ein kontinuierlicher Ton: der Ton der Gruppe.
Dieser ist nur in den seltensten Fällen harmonisch im üblichen Sinn, hat aber doch eine außergewöhnliche Kraft. In solch einer summenden Gruppe fühlt sich jeder aufgehoben als Teil eines einzigen Organs. Wer zufällig von draußen hereinkommt, spürt die Kraft, die von diesem Ton ausgeht. Manchmal klingt das Ganze wie ein

heiliger Chor in einer Katakombe, Kathedrale oder einem tibetischen Kloster, die urige Kraft des kosmischen Lauts, intoniert von dieser merkwürdigen Ansammlung von Menschenkehlen.

Varianten sind

- das Summen oder Brummen mit geöffnetem Mund,
- das Intonieren bestimmter Vokale, die verschiedene Körperzonen ansprechen, und
- das Summen von »Aum« oder »Om«, dem Laut, der in der indischen Tradition als der Urlaut gilt, aus dem alle anderen Töne entstanden sind und auch alle Sprachen, ja, der ganze Kosmos.

Eine viertel bis halbe Stunde Summen ist eine gute Einstimmung in was auch immer die Gruppe dann noch vorhat. Bleibt anschließend eine Weile mit geschlossenen Augen still sitzen. Die Stille nach so einem Ton ist tiefer als vorher. Die Differenzen zwischen den Teilnehmern sind verschwunden. Erst mit dem Öffnen der Augen, dem Denken und Sprechen treten die Unterschiede wieder in den Vordergrund.

Blick in die Flamme

Dieses Spiel nutzt das Auge als Medium zur Vereinigung der verschiedenen Energien der Gruppe. Alle setzen sich in einen Kreis. In der Mitte steht eine Kerze. Alle Augen richten sich auf die Flamme dieser Kerze.

Leichter ist es, sich auf die Flamme zu konzentrieren, und auch stimmungsvoller, wenn diese Übung nachts stattfindet oder in einem abgedunkelten Raum. Je länger der Blick ins Licht der Flamme ohne Lidschlag ausgehalten wird, umso stärker ist die Trance-Wirkung. 15 bis 20 Minuten sind eine gute Länge für diese Übung. Danach sollten alle die Augen schließen und noch eine Weile miteinander still sitzen.

Verbindende Dunkelheit

Dieses Spiel geht einen Schritt ins Unbekannte. Es führt ins Dunkel. Das kann uns einerseits Angst machen, weil wir den Raum nicht mehr überblicken und mit den Augen kontrollieren können, andererseits bietet es auch Geborgenheit: Im Dunkeln können wir nicht gesehen werden. Wir sehen nicht und werden nicht gesehen. Bei diesem Spiel berühren wir uns auch nicht und schirmen uns auch von Geräuschen ab. Der Entzug von Sinnesreizen aus der Außenwelt bewirkt, dass wir mehr in unserer Innenwelt bleiben, uns weniger von uns selbst ablenken.

In Tibet sind *Retreats* (Rückzüge) von Einzelnen seit langem Tradition. In die Dunkelheit ziehen sich die Mönche meist nur für Wochen zurück, in selteneren Fällen für Monate oder gar Jahre; ins Schweigen schon öfters mal auch für Jahre. Wer aus einer solchen Dunkelperiode wieder ins Licht tritt, ist ein anderer Mensch geworden, als wäre er neu geboren oder von Blindheit geheilt. Ich habe selbst einmal in einer Gruppe von vierzig Teilnehmern sechs Tage mit Augenbinde verbracht und in Schweigen, nicht in Dunkelheit, aber ohne zu sehen. Nach dem Wiedereintritt ins Reich der Sinne war die Welt völlig neu für mich, die Farben und Formen ein unaussprechlicher Genuss.

Das Spiel, das ich hier vorschlage, ist kürzer. Alle sitzen in völliger Dunkelheit in demselben Raum, schweigend; jeder für sich, ohne jemand anders zu berühren. Eingehüllt in Dunkelheit, fühle die Grenzenlosigkeit des Raums! In der Nacht sind alle Katzen grau: Alles ist eins, nichts unterscheidet sich von etwas anderem. Alle sind eins; individuelle Grenzen lösen sich auf im Meer alles umfassender Dunkelheit. Nach jeder Viertelstunde ertönt ein Gong (oder ein anderes schönes, unverwechselbares Geräusch); mit dem dritten Schlag ist das Spiel zu Ende, und per Dimmer wird Licht zurückgeholt.

Eine andere, sehr schöne Möglichkeit, die Dunkelheit (bzw. die Zeit mit Augenbinde) zu beenden, ist, die Teilnehmer dieser Meditation einzeln heraus und ans Licht zu führen, sie zum Beispiel erst vor einer Blume oder einem schönen Bild die Augen öffnen zu lassen. Wenn die Gruppe sich in zwei Hälften gliedert, von denen jeweils die eine in Dunkelheit taucht und die andere währenddessen einen Augenschmaus vorbereitet, möglichst verbunden mit noch anderen sinnlichen Genüssen, hat man schon ein tantrisches Ritual erschaffen.

Das Totemtier

Nach der Überzeugung vieler Indianer hat jeder Mensch ein Totemtier: ein Tier, das sein inneres Wesen darstellt. Dieses gilt es zu suchen, zum Beispiel auf einer *Vision Quest*, einer Visionssuche, die meist eine Reise in die Einsamkeit der Natur ist. Dort begegnet jedem eines Tages – oder eines Nachts im Traum – sein Totemtier. Erst wer sein Totemtier gefunden hat, ist ein vollwertiges Mitglied der Erwachsenen seines Stammes geworden.
Wer nicht die Gelegenheit zu einer solchen, über mehrere Tage und Nächte gehenden Visionssuche in einer menschenleeren, aber von Tieren bevölkerten Landschaft hat, kann einen gewissen Geschmack von einer solchen Reise auch in der folgenden Übung bekommen.
Wir legen uns auf den Rücken, schließen die Augen und versenken uns auf der Suche nach dem Totemtier in unsere Innenwelt. Besonders hierbei ist es gut, wenn ein erfahrener Reiseleiter die Gruppe führt. Mit sanfter, eindringlicher Stimme begleitet er (oder sie) die Gruppe auf der Suche nach ihren inneren Schätzen. Die Stimme führt uns durch verschiedene eindrückliche Naturlandschaften, an Gewässern vorbei, durch dichte Vegetation, über Berge und Täler, immer mal verweilend an besonderen Plätzen. Hier irgendwo in dieser Landschaft wirst du deinem Totemtier begegnen. Plötzlich taucht es auf, und du weißt: Das ist es! Von nun an wird es dich auf allen deinen weiteren Reisen begleiten. Wenn du kein Tier auf dieser Reise als dein Totemtier erkennen kannst, dann nimm für das kommende Spiel vorläufig das Tier,

welches dir als Erstes in den Sinn kommt, wenn die Stimme des Leiters dazu auffordert.
Im nun folgenden Teil *bist* du dieses Tier. Ihr seid alle zusammen in demselben Raum, drinnen oder auch draußen im Garten oder in der Natur. Ohne deinen Mitspielern zu sagen, was für ein Tier du bist, spielst du dieses Tier. Du fühlst dich hinein in sein Wesen und krabbelst, hüpfst oder schwimmst als solches durch den Raum. Dieses Tier stellt dein Wesen dar.
Je nach der Wesensnatur dieses Tieres ergeben sich dabei in der Interaktion mit den anderen Fress-, Kampf-, Territorial- oder Paarungsspiele – oder auch Spiele ohne bestimmten Zweck, wie man sie besonders bei Jungtieren oder sehr intelligenten Tieren vorfindet. Ebenso wie du sind die andern einfach sie selbst. Du hast ihnen nichts vorzuschreiben, und sie dir auch nicht.
Gruppen, die sich noch nicht so gut kennen, spielen dieses Spiel in der Regel bekleidet. Wenn der Leiter »Stopp« sagt oder der Gong ertönt, ist es vorbei. Ihr könnt euch dann erzählen, was ihr auf der Traumreise erlebt habt, und sagen, was für ein Tier ihr wart.

Die Masken der Liebhaber

Der nordamerikanische Workshopleiter Harley Swift Deer Reagan vertritt ein System von acht »Masken der Liebhaber«, das er von den »Quoudoushka«, einer Art Tantriker im Indianerstamm der Cherokee, übernommen haben will (die Cherokee bestreiten dies jedoch). Gemäß diesem System gibt es acht Masken, die Mann und Frau als Liebhaber aufsetzen.[9] Sie entsprechen acht Rollen, die wir im Spiel mit dem anderen Geschlecht einnehmen, sei es, weil sie unserem Typ entsprechen, oder je nach Situation. Angelehnt an das indianische Medizinrad, entsprechen sie den acht Himmelsrichtungen. Es sind dies:

- *Die Maske des kleinen Jungen/kleinen Mädchens* (*Süden*)
  Auf der Lichtseite dieser Rolle will der kleine Junge/das kleine Mädchen erforschen, einfallsreich und leichtherzig und dabei spontan dem folgen, was die Gefühle sagen. Er/sie will mit Sinnlichkeit und Sexualität spielen. Auf der Schattenseite steht das Vortäuschen von Unschuld, um etwas zu bekommen, die Suche nach dem Märchenprinzen oder der Märchenprinzessin, ohne die Bereitschaft, die Realität anzuerkennen.
- *Die Maske der Abenteurerin/des Abenteurers* (*Südwesten*)
  Auf der Lichtseite hat der Abenteurer/die Abenteurerin Geschmack für das Besondere, hält Feuer und Energie lebendig und lehnt Routine ab, vor allem in der Sexualität. Auf der Schattenseite bleibt er/sie an der Peripherie des Neureizes, ohne sich wirklich einzulassen, hat Angst vor Tiefe und schwirrt unruhig von Blüte zu Blüte.
- *Die Maske des Lustmannes/der Lustfrau* (*Westen*)
  Auf der Lichtseite bringt der Lustmann/die Lustfrau körperliche Lust in Beziehungen, freut sich an Sinnlichkeit, ist fasziniert vom Körper und zeigt Begehren

ohne Schuld und Scham. Auf der Schattenseite beschränkt sie/er sich auf körperliche Liebe, vermeidet Intimität und Herz und neigt zu leeren Versprechungen.

- *Die Maske der Domina/des Dominus* (*Nordwesten*)
  Auf der Lichtseite verbindet der Dominus/die Domina Erfahrung mit Willenskraft, Yangstärke, übernimmt Verantwortung für die Richtung und stellt Tabus in Frage. Er/sie wünscht, das Dunkle mit Bewusstheit zu umarmen, und schafft einen Raum von Hingabe im Rahmen von Verabredungen. Auf der Schattenseite fehlt hier der Sexualität das Herz, der Sadismus ist ein Egotrip, und er/sie verletzt Grenzen, was ohne Bewusstheit als Gewalt auftritt.
- *Die Maske des Karrieremannes/der Karrierefrau* (*Norden*)
  Auf der Lichtseite bringt der Karrieremann/die Karrierefrau Eros in die Welt von Arbeit und Beruf, indem sie/er hinter den Funktionen auch den Mann/die Frau sieht. Diese Menschen genießen es, persönlich und beruflich Erfolg zu haben. Auf der Schattenseite kokettieren sie mit dem, was anderen gefällt, und setzen Erotik für beruflichen Erfolg ein. Für sie zählt der Schein mehr als das Sein.
- *Die Maske der Feuerfrau/des Feuermannes* (*Nordosten*)
  Auf der Lichtseite führen diese Menschen in die Welt von Sinnlichkeit und Sexualität ein, wissen um die Kraft der Transformation und sind bereit, Wissen weiterzugeben. In der Energiebewegung sind sie Meister/in. Auf der Schattenseite laufen sie Gefahr, in

der Faszination stecken zu bleiben, die Symbolkraft von Ritualen zu missbrauchen und die eigenen persönlichen Interessen zu verschleiern.

- *Die Maske des Hohepriesters/der Hohepriesterin (Osten)*
  Auf der Lichtseite ist der Hohenpriester/die Hohenpriesterin bereit, die eigene tiefere Aufgabe zu erkennen. In seiner/ihrer Vision ist Sexualität der Spiritualität gewidmet. Körper, Geist und Seele verschmelzen miteinander, Meditation und Liebe sind eins. Auf der Schattenseite klammern diese Menschen ihr natürliches, sexuelles Empfinden aus, ihre Heiligkeit ist aufgesetzt und ihr Begehren in der Askese sublimiert.
- *Die Maske der häuslichen Liebhaberin/des häuslichen Liebhabers (Südosten)*
  Auf der Lichtseite ist sie/er hingebungsvoll für andere (zum Beispiel für Kinder) da, gibt Geborgenheit, Wärme und Vertrauen und hält den Funken der Sexualität im Alltag lebendig. Ihre/seine Beziehungen sind entspannt. Auf der Schattenseite erstarren bei diesem Typus Liebe und Sexualität in Routine, der Mensch kapituliert vor dem Alltag, und sein Feuer erlischt in der Gewohnheit.

Wähle hieraus die Rolle, von der du glaubst, sie entspreche deinem Typ oder komme ihm nahe, und übertreibe sie! Oder nimm eine Rolle, von der du das Gefühl hast, sie entspreche dir gerade *nicht*. Und dringe in dieses Neuland vor. Oder wähle eine, die dem Partner, mit dem du spielen willst, im Kreis der Himmelsrichtungen gerade gegenübersteht, und sei deinem Partner der perfekte

Gegenspieler. Dann stellt euch gemäß eurer Himmelsrichtung im Medizinrad mit den anderen in einen Kreis (ideal ist dieses Spiel für acht Teilnehmer) und seht euch an: Dies sind die Archetypen der Liebhaberrollen – acht Grundmuster, nach denen wir unser Rollenverhalten in der Liebe einordnen können.
Nun kann jeder mit seinem Partner für (zum Beispiel) eine Dreiviertelstunde Lustfrau oder Hohepriester, Feuermann oder Domina sein, oder was auch immer gerade deine Rolle ist. »*Das bin ich nicht*« gilt nicht! Jeder ist alles, und du bist *auch das*, die Frage ist nur, wie gut du das spielen kannst – und da gibt es sehr verschiedene Freiheitsgrade. Probieren geht auch hier über studieren. Und die Erfahrung zeigt, dass dieses Spiel Appetit macht auf mehr. In der einen Rolle magst du ein Naturtalent sein, in der anderen eher eine schlechte Figur abgeben. Du kannst nun versuchen, deine (spielerischen) Stärken zu perfektionieren, indem du spielst, was du eh schon kannst. Oder du kannst versuchen, deine Schwächen zu beheben, indem du spielst, was dir am schwersten fällt. In allen Fällen gewinnst du *Spielraum*, das heißt Freiheit, zu sein, wer du willst, und zu leben, wer du eigentlich bist.

Zeig her deinen Körper

»Hier, in deinem Körper, sind die heiligen Flüsse. Hier sind Sonne und Mond und alle Pilgerstätten. Ich habe keinen Tempel gesehen, der so wonnevoll ist wie mein

eigener Körper«, sagte der Tantriker Saraha, der um 800 n. u. Z. in Nordindien lebte.

Im Gegensatz zu vielen Religionen, die den Geist als Retter des Körpers betrachten, gibt Tantra dem Körper die ihm gebührende Achtung. Ebenso sehr, wie wir durch den Geist alles Körperliche erkennen können, können wir auch durch den Körper alles Geistige erkennen. Die beiden gehören zusammen, sie sind zwei Seiten desselben. Ein vom Geist dominierter Körper wehrt sich, etwa durch Krankheit, ebenso wie ein vom Körper dominierter Geist sich zum Beispiel durch Dumpfheit rächt. Tantra betont den Körper, weil die körperliche Seite in den meisten unserer Kulturen und Religionen zu kurz kommt.

Im folgenden Spiel sitzen alle Teilnehmer im Kreis auf dem Boden. Wenn du so weit bist, dich zeigen zu wollen, stehst du auf und gehst in die Mitte, um den anderen deinen Körper zu zeigen. Du beginnst damit, über deinen Körper zu sprechen wie über einen Freund oder Feind, mit dem du ein Verhältnis hast. Einige Seiten oder Teile davon liebst du, andere hasst du oder kommst nicht gut klar damit. So stellst du uns Stück für Stück deinen ganzen Körper vor: Du sprichst darüber und zeigst ihn zugleich. Währenddessen ziehst du dich aus, soweit es sich für dich gut anfühlt.

Niemand sollte in diesem Spiel genötigt werden, sich weiter zu entblößen, als sie oder er mag. Die Zuschauer sorgen währenddessen durch ihre liebevolle und aufmerksame Präsenz für eine Atmosphäre, die jeden ermutigt, sich zu öffnen. Weder durch Gesten noch durch Worte werden die Person in der Mitte oder ihr Auftritt beurteilt. Zu erleben, wie jemand sich offenbart in seiner Verletzlichkeit und Schwäche, mit all seinen Mängeln und all seiner Schönheit, ist so berührend, dass kaum einer der Anwesenden, wenn er an der Reihe ist, umhinkann, seine Rüstung ebenfalls abzulegen. Wer sich so voreinander enthüllt, wird feststellen, dass dabei eine so tiefe Intimität entsteht wie manchmal erst nach langjähriger Freundschaft.

Vielgliedriges Wesen

»In der Ursprungsnatur gibt es kein Dieses oder Jenes. Der große runde Spiegel hat kein Mögen oder Nichtmögen«, sagt der Zenlehrer Sotetsu Yuzen Roshi.
Als letztes Spiel möchte ich eines vorstellen, das einer »Orgie«, jedenfalls von außen betrachtet, noch am nächsten kommt. Von innen, das heißt vom Teilnehmer aus betrachtet, ist es eine tantrische Wahrnehmungsübung, die uns auf sehr deutliche Weise auf den Unterschied stößt zwischen dem, was wir tatsächlich über die Sinne *wahrnehmen*, und dem, was wir uns an Sinnlichem *vorstellen*.
Hierzu braucht ihr einen warmen Raum, der mit einem dicken Teppich oder Matratzen ausgelegt ist, und eine Gruppe von mindestens sechs bis acht Teilnehmern, je mehr, desto besser. Zeitraum: etwa zwei Stunden. Die Teilnehmer sollten bereits über einige Gruppenerfahrung verfügen und nicht mehr allzu leicht in die Vorstellung fallen, dass sie Opfer sind und »man« etwas »mit ihnen macht«. Es braucht so viele Augenbinden, wie Teilneh-

mer vorhanden sind, und es braucht einen Spielleiter; das heißt, einer der Anwesenden macht nicht mit, sondern leitet und umsorgt die Gruppe.
Während des Spiels wird keine Kleidung getragen, mit Ausnahme der Augenbinde. Es wird vorher vereinbart, ob »Sex«, das heißt sexuelle Penetration oder Ejakulation erlaubt sein sollen oder nicht. In den meisten heute üblichen Tantragruppen ist im Seminar, während des Gruppengeschehens, weder Penetration noch Ejakulation erlaubt, genauer: kein Austausch von Körperflüssigkeiten. Das hat zum einen hygienische Gründe, zum anderen will dieses Tabu den Teilnehmern die Sicherheit geben, dass sie sich zu dieser Art von Intimität nicht (ver)führen lassen, ohne das wirklich zu wollen. Was dann abseits des Seminarraums die Teilnehmer untereinander tun, ist wieder eine andere Sache.
Wenn Penetration und/oder Ejakulation doch erlaubt werden sollen, das heißt, wenn alle Teilnehmer damit einverstanden sind, muss sicher sein, dass alle einen höchstens drei Monate alten, negativen HIV-Test vorweisen können, dass keine Schwangerschaft entstehen kann und dass der Spielleiter für den Fall, dass eine sexuelle Vereinigung ansteht, ein Kondom reichen kann. Kurz: Wenn Sex, dann *Safersex*.
Dementsprechende Hygiene-Vorkehrungen sollten übrigens bei allen Spielen getroffen werden, bei denen Partner, die nicht schon ein sexuelles Verhältnis haben (und demnach diese Frage wohl geklärt haben dürften), Körperflüssigkeiten austauschen. Das mag ein bisschen nach »Umständen« klingen, bevor »es zur Sache geht«. Tantra bedeutet jedoch nicht Übermut oder unbedachte

Freizügigkeit, sondern Sorgfalt und Liebe in allen seelischen und körperlichen Angelegenheiten. Das heißt im Einzelfall: Vorsicht, Umsicht, Hygiene und, wenn nötig, ein gewisses Maß an Planung. Unter diesen Voraussetzungen verspricht das Spiel sehr lustvoll und erkenntnisreich zu werden.

Zunächst wird, wenn nicht sowieso schon ein Gruppenleiter da ist, eine/r der Anwesenden als Spielleiter ausgewählt. Dann ziehen sich alle aus. Der Raum sollte so warm sein, dass auch ohne Bewegung keiner friert. Dann setzt sich jeder eine Augenbinde auf, die auch wirklich sitzt, das heißt, dass kein Drunter-Durchlugen möglich ist.

Nun nimmt der Spielleiter die Teilnehmer, einen nach dem anderen, an der Hand und führt ihn bzw. sie ein paar Schritte chaotisch durch den Raum, mit so viel Drehung, dass der Betreffende nicht mehr weiß, wo er ist. Ihr dürft dabei sitzen, stehen, liegen, wie ihr wollt. Von jetzt an werden keine Laute mehr geäußert, die die Persönlichkeit verraten könnten, also speziell darf niemand sprechen, sich auf unverkennbare Art räuspern oder Ähnliches tun. Es geht darum, eine Anonymität herzustellen, in der sich der Einzelne nur noch nach seinen Sinnen (ohne das Auge) orientiert und die so entstehenden Eindrücke dann nicht mehr so leicht mit festen Vorstellungen, speziell mit stereotypen Bildern vom Partner, verbinden kann.

Sobald der Spielleiter alle Teilnehmer so herumgeführt hat, dass keiner mehr weiß, wo er steht oder sitzt und wen er oder sie neben oder vor sich hat, kann es losgehen. Jetzt ist alles erlaubt, was sich gut anfühlt.

Ist eine »No-Sex«-Regel vereinbart, dann ist diese ohne Wenn und Aber einzuhalten, und selbstverständlich gilt auch: »Keine Gewalt«.
Die Teilnehmer können sich nun näher kommen und sich gegenseitig ertasten und zulassen, was auch immer sich aus diesem Kontakt ergibt. Die Hände sind in diesem Spiel als Wahrnehmungsorgan gedacht, nicht als Augenersatz zur Identifikation des Gegenüber! Es geht hier darum, den »unpersönlichen« Raum direkter, unverstellter Sinnlichkeit zu erkunden.
Es stellt sich dabei in der Regel ein wohliges Gefühl grenzenloser, »panerotischer« Geborgenheit ein. Ich berühre und werde berührt, und keiner fragt mich dabei, wer ich bin. Dieses ganze gegenseitige Auschecken, ob du zu meinen Erwartungen passt und ich zu deinen, wie alt du bist und welchen Beruf du ausübst, ob du schon einmal Tantragruppen besucht hast oder nicht und was du dabei erfahren hast, ob du überhaupt »von der Energie her« zu mir passt und so weiter und so weiter ..., sogar: ob du ein Mann bist oder eine Frau, und all der andere Müll in unseren Köpfen, der uns normalerweise so leicht die schönsten sinnlichen Erlebnisse vermiest, alles das fällt hier weg. Es bleibt der Körper, vor allem die Haut, als Sinnesorgan, für ein Schwelgen ganz im Hier und Jetzt.
Das Transzendentale, das die Ich-Erfahrung Überschreitende, ist in diesem Spiel so stark, dass es sogar einen Beobachter ergreifen kann, der nicht mitmacht. Als ich vor Jahren (es waren Prä-Aids-Zeiten ...) einmal dieses Spiel leitete, war meine Freundin mit dabei, und ich schaute zu. Ich sah, wie einer der Teilnehmer (es war

seine erste Gruppe!) sich ihr näherte, wie sich die beiden beschnupperten, sich anscheinend mochten und miteinander vögelten. Es war wunderschön, berührend und faszinierend, diese beiden Tierchen da bei ihrem Treiben zu beobachten. Dabei bin ich durchaus nicht jenseits von Eifersucht, und meine Beziehung zu meiner damaligen Freundin war annähernd exklusiv, ein über mehrere Monate währender, wilder, euphorischer Liebestaumel. Hier aber war der Raum, in dem die beiden sich bewegten, so weit jenseits von persönlichem Grenz- oder gar Besitzdenken, dass ich ergriffen zusehen konnte, ohne einen Funken Eifersucht oder das Gefühl, zu kurz zu kommen. Im Gegenteil, ich fühlte mich geehrt, zusehen zu dürfen.

Ab und zu habe ich in solchen Spielen auch »hungrige Geister« angetroffen. In der buddhistischen Folklore findet man diesen Begriff als Bezeichnung (*Preta*) für körperlose Wesen, deren Karma zu gut für die Hölle, aber zu schlecht für den Himmel ist. So irren sie im Zwischenreich umher, und ihre Qual ist, dass ihr Hunger groß, ihr Schlund aber winzig klein ist. Man kann ihnen die leckersten Sachen vorsetzen, sie können sie doch nicht in sich aufnehmen. Ganz ähnlich irren im »Zwischenreich« einer solchen Gruppe manchmal Menschen umher, die die Aufnahmefähigkeit oder Sensibilität nicht haben, um zu genießen, obwohl offenbar ein großer Hunger sie hergelockt hat. Hier ist dann eine individuellere Arbeit an der Öffnung der Wahrnehmungsfähigkeit angebracht; die Gruppenerfahrung kann dazu dienen, dies aufzuzeigen.

Dies sind, wie auch in den vorigen Kapiteln, wieder nur Anregungen für eigene Erfahrungen und das Erfinden weiterer Spiele. Viele der Spiele aus dem vierten und fünften Kapitel lassen sich ebenso gut in einer Gruppe spielen; manchmal sogar noch besser, weil ein Erfahrungsraum geschaffen wird, der das Überschreiten persönlicher Grenzen erleichtert.
Zur Warnung an die »grenzenlosen Überschreiter« sei aber gesagt: Die Suche nach Grenzüberschreitung nur um der Grenzüberschreitung willen ist eine Sucht, das heißt: eine Grenze, die es dann ebenfalls zu überschreiten gilt. Selbstverständlich haben auch Grenzen Sinn – zur rechten Zeit am rechten Platz.

7

Liebe und Bewusstsein – die beiden Flügel

Liebe und Meditation sind wie zwei Flügel.
Auf nur einem Flügel kann ein Vogel nicht fliegen –
jahrtausendelang aber hat der Mensch
genau das versucht.

Osho
(indischer Mystiker, 1931-1990)

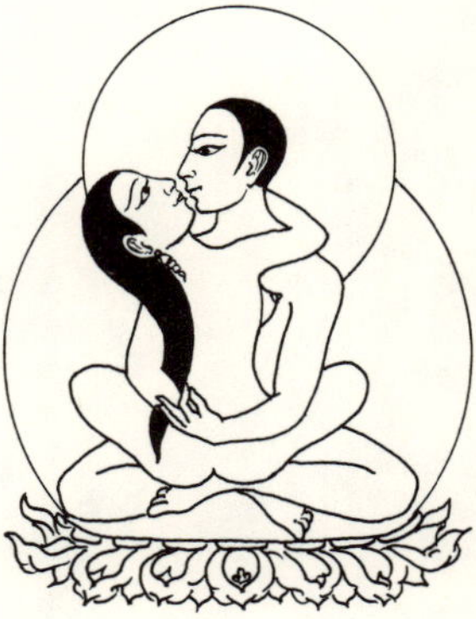

Auf ihrer Suche nach dem Glück haben Menschen das Heil fast immer entweder nur im anderen gesucht oder nur in sich selbst.

Sie haben das Heil in der Liebe gesucht, in der Hingabe und Fürsorge für jemand anderen bzw. etwas anderes. Oder aber sie haben die Suche nach Zielen in der Außenwelt abgelehnt und das Heil im Innern gesucht, in Bewusstwerdung oder Meditation.

Tantra erstrebt zwischen diesen beiden Richtungen ein Gleichgewicht. Erst wenn wir auf beiden Flügeln stark genug sind, sagt Tantra, auf dem der Meditation (Innenwelt) und dem der Liebe (Außenwelt), können wir abheben zu unserem Flug über die Beschränkungen des Menschlichen hinaus und zu Göttern werden.

Unter den Religionen und spirituellen Richtungen gibt es seit je die *Bhakti*-Wege (von skt. *Bhakti*, Liebe zu Gott), die die Erlösung in der Liebe und Hingabe suchen, an Gott, den Guru oder das spirituelle Ideal, und die *Jnana*-Wege (von skt. *Jnana*, Wissen), die die Erlösung im rechten Wissen und Verständnis suchen.

Im Tantra gibt es sowohl *Bhakti*- wie *Jnana*-Elemente, und es gibt Menschen, die mehr zu dem einen Weg neigen, und Menschen, die mehr zu dem anderen neigen. Im Grunde aber lehrt Tantra die Einheit von beidem: die Einheit und Polarität von Geist und Materie, Verständnis und Liebe, Freiheit und Hingabe, Mann und Frau.

Erst wenn wir auf beiden Beinen stehen, können wir gehen, erst wenn wir auf beiden Flügeln stark genug sind, können wir fliegen, erst wenn der Baum tiefe Wurzeln hat und auch oberhalb des Erdbodens hoch hinausragt, ist er gesund und kann wachsen.
Tantra ist kein Weg für Einseitige. Es ist ein Weg des Gleichgewichts und der Vervollständigung.

Tantra ist konkret

Wenn uns das Einwohnermeldeamt oder sonst eine Behörde das nächste Mal wieder ein Formular vorlegt mit der Frage nach unserer Konfession, was sagen wir da? Tantra?
Man kann Tantra nicht als Religion und auch nicht als Konfession bezeichnen. Konvertieren zum Tantra? Absurd. Man kann dem ja nicht einmal beitreten! Es gibt keine Organisation, die Tantra vertritt und Mitglieder sammelt. Andererseits ist Tantra mehr als nur ein frischer Wind aus dem Osten (oder aus dem siebten Himmel), mehr als nur eine Philosophie und Lebenshaltung, denn Tantra lebt vor allem in der Praxis, Tantra ist konkret.
Auch im Tantra gilt: Übung macht den Meister. Schöne Gedanken sind wichtig – gerade im Tantra wird auf die Kultivierung der Gedankenwelt und Vorstellungskraft viel Wert gelegt –, aber bei weitem nicht alles. Entscheidend ist unsere Lebenspraxis, unser Umgang mit uns selbst und mit anderen.

Man oder frau kann den Weg mit Hilfe von Lehrern gehen oder allein, quasi autodidaktisch.
Die bekannte Tantralehrerin Margo Anand pflegte zu Beginn ihrer Seminare zu fragen, wer den Weg als *free floater* gehe, frei fließend mit wechselnden Partnern, oder als *deep diver* (Tieftaucher) mit nur einem. Auch diese beiden Pole sucht Tantra zu vereinigen: das freie Mitfließen mit der Energie im Hier und Jetzt und das Tieftauchen durch Beharrlichkeit.
In den meisten größeren Städten der Welt gibt es Tantra-Zirkel, die sich mehr oder weniger regelmäßig treffen. Ein paar Tipps, wie man der internationalen Gemeinschaft der Tantriker begegnen kann, habe ich im Anhang aufgeführt. Deutschland (mit der Schweiz und Österreich), England, USA und Brasilien sind Länder des Westens mit größeren tantrischen *communities.*
Wer tiefer in Tantra eintauchen will, tut auf alle Fälle gut daran, mal ein Tantra-Seminar mitzumachen, eventuell auch etwas Längeres, eine fortlaufende Gruppe oder ein Jahrestraining. Das muss dann nicht zum Beruf des Tantra-Lehrers oder der Tantra-Lehrerin führen. Ein guter *Tantriker* ist nicht unbedingt auch ein guter Lehrer.
Ein Jahrestraining verwandelt das Leben der Teilnehmer viel nachhaltiger als ein einzelnes Seminar, das in den meisten Fällen nicht mehr bedeutet, als ein bisschen hineinzuschnuppern.
Die Prüfung bringt der Alltag: Wie viel von der Ekstase deiner Tantra-Gruppen oder Retreats kannst du in den Alltag mitnehmen, in deine Partnerschaft, deinen Job, den Umgang mit deinen Kindern?

Wenn du dabei derselbe geblieben bist, war es kein Tantra

Ich habe in diesem Buch versucht, die Welt des tibetisch-buddhistischen Tantra mit der Welt des mehr aus hinduistischen Quellen gespeisten oder synkretistischen, westlichen *Neo-Tantra* zu verbinden, denn ich bin davon überzeugt, dass beide Richtungen sehr viel zu einer Form des Tantra beizutragen haben, die wir heute brauchen.

Das buddhistische Tantra hat vor allem den Geist der Lehre (als Gegensatz zur körperlichen, sexuellen Praxis) zur höchsten Blüte gebracht und ist in seiner Forderung nach Erkenntnis der Egolosigkeit – zu Recht – kompromisslos.

Ich betone noch einmal, um Verwechslungen und Irrtümern vorzubeugen: Tantra ist nicht bloß eine Sammlung von Liebesspielen. Tantra ist leicht, spielerisch und natürlich, das ist wahr. Um den transzendenten, egoüberschreitenden Aspekt aber kommt kein Tantriker herum. Tantra ist im innersten Kern transformierend. Niemand kann Tantra praktizieren und dabei der- oder dieselbe bleiben.

Wenn du dabei derselbe geblieben bist, war es vielleicht ein nettes Liebesspiel, aber es war kein Tantra.

Insofern ist das »eigentliche« Tantra auch nicht verkäuflich oder vermarktbar. Die Vermarktung von Psychotechniken, spirituellen Wegen und den verschiedenen Wegen zur Glückseligkeit ist ja ein unübersehbares

Merkmal unserer heutigen, spätkapitalistischen Konsumgesellschaft. So wird auch der Begriff des Tantra vermarktet, die tantrischen Methoden und Lehrer/innen-Persönlichkeiten und die Accessoires des tantrischen *Way of Life.* Wer kulturelle Vielfalt und einen Reichtum an Wahlmöglichkeiten für den individuellen Lebensstil haben will, und das ganz ohne ein Verbot von Werbung, der muss wohl dieses Flair des Marktplatzes akzeptieren. Ist uns Tantra für so etwas Profanes zu heilig?

Alles ist heilig – auch der Markt

Im weiteren Sinne ist für Tantra alles heilig. *In seinem tiefsten Wesen ist Tantra einfach ein großes Ja zum Leben in allen seinen Ausprägungen.* Das umfasst auch den Markt in allen seinen Formen, von der Verführung (das wäre ja noch geradezu tantrisch im engeren Sinne) bis zur offenkundigen Lüge aus Eigennutz, wenn etwa in einem Wochenend-Workshop für Anfänger die permanente Ekstase versprochen wird.
Ich kenne Puristen, die angesichts solcher Auswüchse Tantra am liebsten wieder zur esoterischen Geheimlehre machen würden, wie sie jahrhundertelang eine war.
Zum einen ist es dafür zu spät. Zum andern kann man es durchaus auch als tantrische Praxis verstehen, zwar nicht die platte Lüge, aber doch die Vielfalt an Verführungstechniken eines üppigen, überquellenden Marktes zu akzeptieren, wenn nicht gar zu lieben. Auch der

Begriff des Tantra und die tantrischen Methoden haben ihre Konjunktur. Vielleicht werden sie so gehen, wie sie gekommen sind. Vielleicht wird »Tantra« eines Tages nicht mehr *in* sein – kein heißes Partygespräch mehr und keine Erfolg versprechende Anmachmethode (Er zu ihr: »Sag, hast du schon mal was von Tantra gehört?«). Das »eigentliche« Tantra wird bleiben, es wird dann eben anders heißen. Das eigentliche Tantra steht und fällt nicht mit der Popularität dieses Begriffs, und es liegt auch nicht auf der Ebene der Anwendung von Techniken. Weise Göttinnen und Götter haben es in ihrer umsichtigen Schläue ein bisschen tiefer versteckt: jenseits der Formen und Techniken. Tantra verwandelt nur den, der sich liebevoll hineingibt. Nur die Praktizierenden werden es erfahren. Und wenn sie nicht gerade ein Buch darüber schreiben oder einen Vortrag darüber halten müssen, wird es ihnen auch nicht so wichtig sein, wie das heißt, was sie da genießen.

Die Zukunft des Tantra

Was wir zur Jahrtausendwende in der westlichen Welt als Tantra vorfinden, ist – auch in der Tantra-Szene, die sich von der sie umgebenden Gesellschaft ja nicht isolieren kann – erst der Anfang einer tantrischen Kultur. Wir sind erst am Anfang unserer Reise in eine Gesellschaft, die Sexualität als etwas Heiliges ehrt, und dieser Anfang, in all seiner Unvollkommenheit, braucht und verdient eine Menge wohlwollender Nachsicht.

Vom Christentum ausgehend bis weit ins 20. Jahrhundert war der verächtliche Umgang mit Sexualität, mit seinen tausendfachen Folgen an Brutalität und Gewalt, die größte innere Wunde der westlichen Gesellschaft. In den von dieser Kultur geprägten außereuropäischen Gesellschaften wird Sex heute noch verachtet.
Durch Heilung kann aus maximaler Schwäche maximale Stärke werden. Aus der tiefsten Verachtung von Sexualität kann jedoch die höchste Verehrung von Sexualität werden, indem das Zerstörerische einer solchen Verachtung in vollem Ausmaß erkannt wird.
Die Wiener Psychoanalytiker Sigmund Freud und Wilhelm Reich haben auf diesem Weg Wesentliches geleistet. Auf dem Boden der von diesen beiden Pionieren theoretisch und praktisch vorbereiteten sexuellen Revolutionen in ebendieser westlichen, einst extrem sexverachtenden Gesellschaft kann nun Tantra den nächsten Schritt tun und Sexualität rehabilitieren als etwas Heiliges, so wie sie in vielen der frühen Kulturen verehrt wurde.
Wenn die Revolution des Tantra nur das täte: uns mit dem Ideal eines natürlichen, glücklichen, sexuellen Lebens wieder zu verbinden, wäre mir das zu wenig. Das heutige Tantra kann viel mehr, als uns nur mit dem Ideal einer natürlichen Liebe zu versorgen. Dazu sind meiner Meinung nach drei Schritte nötig:

- Ohne Vergangenheitsgläubigkeit und Quellennostalgie muss sich Tantra befreien von seinen in naiver Magie verfangenen Ursprüngen (Liebeszauber, analogiegläubige, magische Rituale u. dgl.).

- Tantra braucht das Wissen um die Nicht-Persönlichkeit aller Erscheinungsformen, das der Buddhismus und die höchsten Formen des Hinduismus (*Vedanta*) so deutlich formuliert haben. Solange es in der Liebe *jemand* gibt, ist die höchste Stufe der Liebe, die eigentliche Liebe nicht erreicht.
- Schließlich sollte Tantra auch auf die reichen Schätze unseres modernen Wissens um den Menschen und seine Sexualität nicht verzichten (Freud, Reich, Alexander Lowen, Stanley Keleman, Masters und Johnson, die Humanistische Psychologie u. a.).

Dann kann Tantra uns in eine natürlichere, weiblichere, glücklichere Gesellschaft führen, in der der Weg *jedes* Menschen, in seiner die Sexualität umfassenden Gesamtheit, ein Weg spiritueller Reifung und höchster Vollendung ist, denn

die Leere braucht keine Stützen,
Mahamudra ruht auf nichts.

Ohne jede Anstrengung,
einfach nur, indem du gelöst und natürlich bleibst,
kannst du das Joch zerbrechen
und Befreiung erlangen.

Tilopa (tibetischer Tantriker, 1088–1169)

Anhang

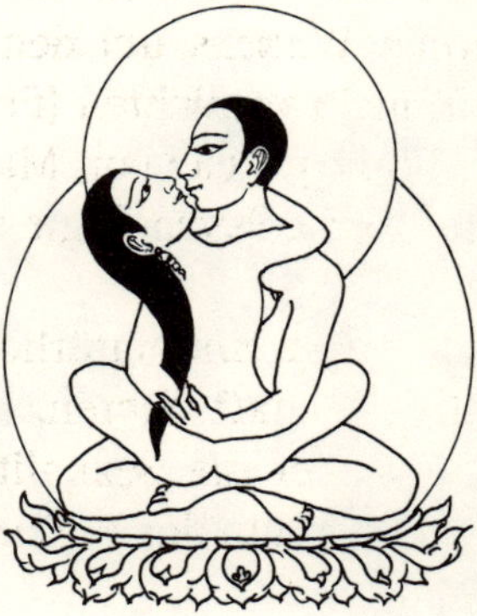

Ich hoffe, das Lesen dieses Buches hat Türen geöffnet zum Verständnis der eigenen Sexualität und Spiritualität und die beschriebenen oder angedeuteten Spiele haben Appetit gemacht, das eine oder andere auszuprobieren und selbst weiterzuforschen.

Wer mir zu diesem Buch Feedback geben oder seine Erfahrungen damit berichten will, schreibe bitte an:

schneider@connection.de

oder

Wolf Sugata Schneider
Hauptstr. 5
D-84494 Niedertaufkirchen

Ich freue mich sehr über Resonanz!

Literatur

• »Klassische« Tantrabücher:

Margo Anand, *Tantra oder die Kunst der sexuellen Ekstase*, Goldmann Verlag, München 1989
Ein Handbuch zum Thema, von der Frau, die (Neo)Tantra als Erstes im Westen weithin bekannt machte. Umfassend, fundiert und praxisbezogen.

Nik Douglas / Penny Slinger, *Das Große Buch des Tantra*, Sphinx Verlag, Basel 1985
Umfassend, praktisch und mit vielen Zeichnungen, klassischen und neueren, reich illustriert. Im Kern hinduistisch orientiert, bei starker Berücksichtigung des chinesischen Taoismus. Eines der schönsten und umfassendsten Bücher über Tantra.

Jolan Chang, *Das Tao für liebende Paare – Leben und Lieben im Einklang mit der Natur*, Rowohlt Verlag, Reinbek 1983
Ein schönes, mutiges und offenherziges Buch über die taoistische Liebeskunst von einem, der sie selbst bis ins hohe Alter praktiziert hat.

Osho, *Das Buch der Geheimnisse*, 5 Bände, Innenwelt Verlag, Köln 1992
Der Begründer des »Neotantra« über DEN Klassiker unter den Texten des alten, hinduistischen Tantra, aus dem kaschmirischen Shivaismus – die 112 Techniken

des Vigyan Bhairav Tantra. Eine unerschöpfliche Quelle tantrischer Meditationstechniken, die weit über den sexuellen Bereich hinausgehen.

Günter Nitschke, *The Silent Orgasm, Liebe als Sprungbrett zur Selbsterkenntnis,* Taschen Verlag, Köln 1995
Schön illustrierter Bildband zum klassischen und modernen Tantra.

Wer tiefer in die Ursprünge der östlichen Lehren einsteigen will, dem sei das ausgezeichnete *Lexikon der östlichen Weisheitslehren* (Buddhismus - Hinduismus - Taoismus - Zen) empfohlen, das 1994 im O. W. Barth Verlag erschien, mit vielen kurzen, sachkundigen Beiträgen auch zum Tantra.

• Empfehlenswerte neuere Bücher:

Daniel Odier, *Tantra. Eintauchen in die absolute Liebe,* Lübbe, Bergisch Gladbach 2001
Die Geschichte, wie der französische Filmemacher Daniel Odier in Kashmir auf seine Tantralehrerin stieß und von ihr lernte.

Thubten Yeshe, *Wege zur Glückseligkeit,* Diamant Verlag, I - 39052 Kaltern 1998
Der Weg des tibetisch-tantrischen Buddhismus

Miranda Shaw, *Der Tanz der Dakinis,* Fischer Tb, Frankfurt 2000

Das Buch stellt die Geschlechterbeziehung im tantrischen Buddhismus als Modell für die gemeinsame spirituelle Entwicklung von Mann und Frau dar.

Elmar und Michaela Zadra, *Tantra in der Zweierbeziehung*, Arkana (Goldmann), München 2002
Gutes Praxisbuch aus dem Neotantra, in etwa nach dem, wie das Aruna Institut es lehrt.

Christine Janson, *Lust auf Liebe*, Knaur MensSana, München 2003
Erotische Fantasien und tantrische Spiele zum Ausprobieren, mit Kapiteln über Aphrodisiaka, Wasserspiele und SM.

- Zeitschriften:

connection
Zurzeit (2004) die einzige (neo)tantrisch orientierte gedruckte Zeitschrift auf Deutsch, mit vielen Beiträgen auch über andere spirituelle Wege. www.connection.de
Einzelpreis 5.50 € (in D), Jahres-Abo (6 Ausgaben) 26 € (in D), 29 € (im übrigen Europa)
Zu beziehen über Connection Medien GmbH, Hauptstr. 5, D-84494 Niedertaufkirchen, Fon 08639-98 34-0, Fax 08639-12 19, sowie in esoterischen Buchläden, an Bahnhöfen und vielen anderen Presseverkaufsstellen.

Ursache & Wirkung
Moderne, buddhistische Zeitschrift, die sich Themen wie

Liebe und Sexualität in freizügigerer Weise nähert als der klassische Buddhismus.
Das Einzelheft kostet 6,90 €, das Jahres-Abo (vier Hefte) 24,50 €, das Zweijahres-Abo 47 €.
Fon 0043-1-512 27 74, Fleischmarkt 16, A-1010 Wien, info@ursache.at, www.ursache.at

Webseiten von deutschen Tantra-Anbietern findet man, indem man in einer der Suchmaschinen (z. B. www.google.de) Begriffe wie »Tantra«, »Tantraschulen«, »Tantra-Seminare« eingibt, oder was man eben gerade sucht.

Anmerkungen

1 Ein Auszug aus den bemerkenswerten Ergebnissen ist erhältlich bei Dipl.-Psych. Monika Kattenbeck, Bauerstr. 15/III, D-80796 München.

2 Wichtige Begriffe, hier meist kursiv geschrieben, werden am Ende dieses Buchs im Glossar erklärt.

3 So vermutet Desai, in *Erotic Sculptures of India*, New Delhi 1975.

4 Joachim-Ernst Berendt, *Das dritte Ohr. Vom Hören der Welt*, Rowohlt 1985. Weitere Bücher desselben Autors bei Rowohlt und Droemer Knaur.

5 Michael Barnett ist ein in Europa lebender Energiemeister und spiritueller Lehrer, s.a. www.wildgoose.net

6 Julie Henderson, *Die Erweckung des inneren Geliebten*, Ansata 1989

7 Kyabgön Rinpoche ist ein in Deutschland lehrender tibetischer Tantra-Lehrer der Gelugpa-Tradition, s.a. www.connection.de/lexikon/17.htm und www.choedzong.de

8 Osho (1931–1990), indischer Mystiker und spiritueller Meister, einer der schillerndsten und bekanntesten Tantra-Lehrer des 20. Jh.: www.osho.com, www.oshomedia.de, www.innenwelt-verlag.de

9 Nach Kurig/Tetzlaff in *connection* 7/94. Die Grundlagen dieser Typenlehre stammen aus dem Orgoville-Training von Plesse/St. Clair, die sich wiederum auf Swift Deer Reagan beziehen.

Glossar

ABKÜRZUNGEN:

skt. – Sanskrit
hebr. – Hebräisch
n. u. Z. – nach unserer Zeitrechnung
Mz. – Mehrzahl
jap. – japanisch
tib. – tibetisch
v. u. Z. – vor unserer Zeitrechnung

ARISCH/VORARISCH – *Arier* werden die Angehörigen der indoeuropäischen Rasse genannt, von der die meisten Europäer (hauptsächlich) abstammen. Sie haben eine gemeinsame Ursprache, ein Vorläufer des Sanskrit. Die aus Innerasien im zweiten Jahrtausend v. u. Z. nach Nordindien einwandernden arischen Stämme unterjochten die einheimische urindische Kultur und führten das Kastenwesen ein. *Vorarisch* wird die indische Kultur vor dem Einfall der Arier genannt. Tantra stammt wahrscheinlich aus dem vorarischen Indien.

BHAKTI (skt.) – Liebe zu Gott; der Bhakti-Weg *(bhakti marga)* ist der (spirituelle) Weg der Hingabe.

BHOGA (skt.) – sexuelle Lust

BODHISATTVA (skt.) – »Erleuchtungswesen«; ein Mensch, der durch Praktizieren der *Paramitas* die Buddhaschaft anstrebt oder sie bereits erlangt hat.

BODHISATTVA-GELÜBDE – im *Mahayana* von Mönchen und Nonnen ebenso wie von Laien abgelegtes Gelübde (oder Vorsatz), mit allen Kräften die Buddhaschaft zu erstreben, aber nicht eher ins *Nirvana* einzugehen, ehe alle fühlenden Wesen ebenfalls erlöst sind.

BRAHMANEN – Priesterkaste in Indien; die höchste der vier Hauptkasten; die weiteren sind *Kshatriyas* (Krieger), *Vaishyas* (Geschäftsleute, Handwerker, Bauern) und *Shudras* (Knechte, abhängig Beschäftigte); auch heute noch wirkt in Indien das Kastenwesen, obwohl es gesetzlich verboten ist.

BUDDHA – der Begründer des Buddhismus; er lebte von 560 bis 480 v.u.Z. in Nordindien; als Sohn eines Stammesfürsten/Stammeshäuptlings begab er sich mit 29 Jahren auf die spirituelle Suche, erlangte mit 36 Erleuchtung (*Nirvana*) und begann dann zu lehren; erst etwa 300 Jahre später wurde seine Lehre schriftlich aufgezeichnet im *Palikanon (Tripitaka).*

BUDDHISMUS – die von Gautama *Buddha* im fünften Jahrhundert v.u.Z. begründete Religion. Im Gegensatz zu Jesus, der Jude war und keine neue Religion gründen wollte (das machten andere aus ihm), wirkte Buddha bewusst als Religionsgründer.

CHAKRA, MZ. CHAKRAS *ODER* CHAKREN – Energiezentren im menschlichen Körper, die von unten nach oben entlang der Wirbelsäule verlaufen; nach der üblichen Zählweise gibt es sieben Chakren.

CHASSIDIM (hebr.) – »Fromme«, Anhänger kabbalistisch-mystisch-esoterischer Bewegungen im Judentum. Insbesondere die Anhänger der um 1735 von Baal Schem Tov gegründeten Bewegung, die in Osteuropa weite Verbreitung fand.

DAKINI (skt.) – erotisches weibliches Dämonenwesen mit

kreativen und destruktiven Eigenschaften; im tibetischen Buddhismus ein Objekt der Visualisierung.

DALAI-LAMA – spirituelles und politisches Oberhaupt der Tibeter; der Ehrentitel Dalai Lama wird seit dem 16. Jahrhundert dem Oberhaupt der *Gelugpa* (Gelbmützen)-Sekte verliehen; der Dalai Lama wird heute von allen Tibetern als Oberhaupt anerkannt; heute amtiert der 14. Dalai Lama *Tenzin Gyatso*, der auch international hohe Anerkennung genießt; in Deutschland gilt er als der weiseste aller lebenden Menschen.

EROTISCHE MASSAGEN – Massagen, die erotisch-sexuelle Gefühle wecken; seit den 90er Jahren werden erotische Massagen in Deutschland oft *Tantra-Massage* genannt und sind als solche sehr beliebt; welche davon tatsächlich als tantrisch gelten dürfen, ist umstritten.

G-PUNKT – Gräfenberg-Punkt, ein für viele Frauen besonders erogener Punkt auf der Vorderseite der Vagina, benannt nach dem deutschen Gynäkologen Ernst Gräfenberg, der ihn 1944 erstmals wissenschaftlich beschrieb.

HINDUISMUS – die Religion Indiens; die meisten Einwohner Indiens gehören ihr an, genannt *Hindus*; eigentlich ist der Hinduismus ein Mischmasch aus vielen verschiedenen Religionen und Philosphien, eine Art geistiger Eintopf der in Indien beheimateten religiösen Philosophien.

HUNGRIGE GEISTER – siehe *Preta*

JNANA (skt.) – »Wissen«*; der Jnana-Weg (jnana marga* oder *jnana yoga)* ist der (spirituelle) Weg des Wissens.

Karezza – Liebestechnik, bei der es zum Koitus, aber nicht zur Ejakulation kommt und meist auch nicht zum Orgasmus; die beiden Partner ruhen dabei still ineinander; im Westen erst seit dem 19. Jahrhundert bekannt; der Begriff wurde von der US-amerikanerischen Gynäkolgin Alice Bunker Stockham eingeführt, einer Qaker-Christin, die für Frauenrechte kämpfte.

Kashmirischer Shivaismus – siehe Shivaismus

Khajuraho – berühmter indischer Tempelkomplex mit Hunderten explizit erotischer Skulpturen; entstanden circa 950–1050 n. u. Z.

Kundalini (skt.) – die »Energie« im Yoga und in der indischen Philosophie; sie wird als am Fuß der Wirbelsäule aufgerollte Schlange dargestellt, die mittels Yoga und spiritueller Praxis dazu gebracht werden kann, sich aufzurollen und aufzusteigen bis zum Scheitelchakra (siehe »Chakra«).

Leela (skt., sprich: Lila) – das kosmische Spiel; das Leben als Tanz oder Spiel Gottes

Lingam (skt.) – indisch-tantrische Bezeichnung für den Phallus, den erigierten Penis; Symbol für *Shiva*, den höchsten der Götter Indiens

Linkshändiger Pfad – siehe *Vamachara*

Mahayana-Buddhismus – der »nördliche« Buddhismus, der Tibet, China, Japan und Korea geprägt hat; er enthält das *Bodhisattva-Gelübde*.

Maithuna (skt.) – die rituelle sexuelle Vereinigung im Tantra

Mandala (skt.) – zentrierte Bilder, aus der bildenden Kunst des indischen Subkontinents stammend; ihre spirituelle Aufgabe ist es, den Geist zu sammeln;

ebenso wie *Yidams* und *Mantras* sind sie Hilfsmittel in der Meditation.

MANTRA – Spruch oder Klang oder wörtliche Formel, der Versenkung dienend

MEDITATION – Sammlung des Geistes, Konzentration; Versenkung; Eintauchen in die mystische Wahrnehmung, in der alles zusammenhängt und das Ich als Illusion durchschaut ist.

MOHENJO-DARO – eine Ausgrabungsstätte der vorarischen Induskultur, in der das Wasser und die Frauen verehrt wurden; es gibt Hinweise darauf, dass Tantra dort eine Rolle spielte oder gar aus dieser Kultur stammt.

MOKSHA/MUKTI (skt.)– spirituelle Befreiung; Lösung von allen weltlichen Bindungen; Verlassen des Rades der Wiederkehr

NEOTANTRA – die von *Osho* gegründete moderne Richtung des Tantra; neben dem tibetischen *Tantrayana*, mit dem Dalai Lama als Oberhaupt, ist das Neotantra im Westen die am weitesten verbreitete tantrische Richtung.

NIRVANA (skt.) – »Verlöschen«, das höchste Ziel im Buddhismus

ORGASMUS – Höhepunkt der sexuellen Erregung

OSHO – früher Bhagwan Shree Rajneesh genannt; indischer Weiser, Mystiker, Tantriker und spiritueller Lehrer/Meister (1931–1990), der das *Neotantra* (siehe dort) begründete.

PARAMITAS (skt.) – Tugenden; vor allem im Buddhismus werden die auf dem spirituellen Weg förderlichen Eigenschaften *Paramitas* genannt.

PLATEAU-ORGASMUS – im Gegensatz zum »Gipfelorgasmus« im Tantra so genannter sanfter Orgasmus, der länger andauert.

PRANA (skt.) – Atem, Geist, Lebensenergie; Yoga und andere spirituelle Techniken können diese Lebensenergie wecken.

PRETA (skt.) – »hungrige Geister« aus der buddhistischen Mythologie, deren Bäuche so groß, deren Münder aber so klein sind, dass sie nie satt werden.

PUJA (skt.) – »Verehrung«, sakrales Ritual im Hinduismus

QUODOUSHKA – [sprich: Kuduschka] tantrische Lehren mittel- und nordamerikanischer Indianerstämme, insbesondere der Cherokee; darunter die Lehresn des »Medizinrad« und der »Masken der Liebhaber«

RETREAT (engl.) – »Rückzug«, längeres Seminar oder Klosteraufenthalt, manchmal auch Eremitage, zur Selbstfindung; in der indianischen Tradition des *Vision-Quest* (Visionssuche) ein Rückzug in die Natur (wilderness); im Buddhismus (insbesondere dem tibetischen) ein Rückzug von der Gesellschaft oder Gemeinschaft in die Stille (das Schweigen), die Einsamkeit oder Dunkelheit

RITUAL – identitätsveränderndner, zeremonieller Akt, meist mit sakraler Bedeutung geladen

SAHAJA-MARGA (skt.) – indischer, spiritueller Weg, der die Spontaneität (*Sahaja*) feiert

SAMAYA (skt.) – (tantrische) Gelübde

SAMSARA (skt.) – das von Leid geprägte Erdenleben; Gegenteil von *Nirvana*

SCHATTEN – ins Unbewusste abgedrängter Seelenanteil; das, was man an sich nicht wahrhaben will

Selbstlieberitual – im Neotantra praktiziertes Ritual, bei dem man sich selbst streichelt und sexuell erregt

Selbstliebeshow – ein Selbstlieberitual, bei dem der Partner zusieht

Shiatsu (jap.) – aus Japan stammende Massagetechnik, die spezielle Punkte, die *Tsubos,* per Fingerdruck massiert

Shiva – der höchste der Götter im hinuistischen Pantheon; der Gefährte von Shakti; in tantrischen Ritualen die formelle Anrede für den Mann; unter Neotantrikern liebevolle Anrede für einen Mann gelegentlich auch im Alltag

Shivaismus – die Verehrung von Shiva im Hinduismus; der »kashmirische Shivaismus« ist eine der bekanntesten tantrischen Richtungen des Hinduismus und eine, die bis heute überlebt hat; der Franzose Daniel Odier ist im Westen ihr bekanntester Vertreter.

Shri-Yantra – im hinduistischen Tantra das wichtigste *Yantra*; es zeigt neun einander überlagernde Dreiecke; die fünf nach unten zeigenden symbolisieren *Shakti*, die vier nach oben deutenden *Shiva*.

Shunyata (skt.) – »Leere«, die Essenz des Buddhismus und der Advaita-Lehre; ein zentraler Begriff in der indischen religiösen Philosophie

Siddhis (skt.) – in den indischen Religionen so genannte spirituelle Kräfte

Sufi (Mz. Sufis) – Mystiker im Islam / im islamischen Kulturraum

Sutra (Mz: *Sutras* oder *Sutren*, skt.) – Lehrreden, zu lernende Texte

Tantra (skt.) – alter indischer religiöser Text; aus Indien stammende spirituelle Lehre, die Sexualität zum Ausgangspunkt der geistigen und religiösen Entwicklung des Menschen macht; direkte Übersetzung: »Webstuhl, Gewebe, Zusammenhang, Kontinuum«

Tantra-Massagen – Massagen mit spirituellem, heilendem Anspruch, die den Körper wiederbeleben und dabei auch erotische Gefühle und sexuelle Erregung erlauben; im Rotlichtmilieu wird der Begriff allerdings auch von Masseurinnen verwendet, die damit mänliche Kunden für die eher anspruchslose »Handentspannung« locken.

Tantrayana (skt.) – »Tantra-Fahrzeug«; der tibetische Buddhismus, auch Vajrayana genannt

Tantrika (skt.) – dem Indischen entsprechende Schreibweise für Tantriker, männlich wie weiblich

Taoismus – chinesische Weisheitslehre, in der das Gegensatzpaar Yin und Yang eine Rolle spielt; eine wichtige Quelle des Taoismus ist das *Tao Te King* des Weisen Laotse.

Thangka (tib.) – mandalaartige, religiöse Rollbild-Malerei Tibets, meist auf Seide; es stellt wichtige buddhistische oder tantrische Lehren dar; insbesondere dient es auch als Gedächtnisstütze bei der *Visualisation.*

Trimurti (skt.) – die Trinität der drei Götter *Brahma* (der Schöpfer), *Vishnu* (der Erhalter) und *Shiva* (der Zerstörer), manchmal als drei Gesichter *eines* Gottes dargestellt

Urgyan auch Uddyiana – mythisches Ursprungsland des Tantra im Nordosten des indischen Subkontinents; ob es je historisch existierte, ist umstritten.

Vajra (skt.) – »Donnerkeil, Diamant; phallisches Symbol im Hinduismus und im tib. Buddhismus

Vajrayana (skt.) – »Diamantweg«, der tibetische Buddhismus

Vamachara (skt.) – »linkshändiger Pfad« hieß im alten Indien der Pfad (spirituelle Weg) des radikalen Tantra, der ganz bewusst gesellschaftliche Regeln brach und damit provozierte.

Veden – die ältesten religiösen Schriften Indiens; sie wurden von den Brahmanen überliefert, ursprünglich nur mündlich; vermutlich entstanden sie ungefähr im zweiten Jahrtausend v. u. Z.

Vigyan Bhairav Tantra – die 112 Dialoge zwischen Shiva und Shakti; der berühmteste klassische Tantra-Text

Visualisation – Vergegenwärtigung von Bildern vor dem inneren Auge; insbesondere die Vergegenwärtigung von Götterbildern oder Bildern der Vereinigung im tib. Buddhismus

Visualisierung – das Erzeugen eines inneren Bildes

Vorarisch – siehe *Arisch*

Warmwassertherapien – im körperwarmen Wasser stattfindende Therapien, bei denen der passive Partner im Schwerelosen gehalten wird und sich dabei optimal entspannen kann; dazu gehören *Watsu, Wassertanzen, Aquabalancing, Floating* und andere.

Wassershiatsu – siehe Watsu

Wassertanzen – eine der Warmwassertherapien, bei der der ganze Körper untertaucht

Watsu – Wassershiatsu, eine der Warmwassertherapien, die sich seit den 80er Jahren ausgebreitet haben; man hält dabei den Körper eines Partners im körperwarmen Wasser, dehnt, streckt und massiert ihn sanft.

YAB-YUM (tib.) – »Vater-Mutter«; Ikone der tibetischen Kunst, die ein Götterpaar in sexueller Vereinigung darstellt oder Buddha mit seinem weiblichen Gegenpart

YANTRA – ein (gezeichnetes) Diagramm der Kräfte, die in uns walten und die uns transformieren können, wie etwa das *Shri-Yantra* oder das *Kali-yantra* (fünf nach unten deutende Dreiecke ineinander innerhalb eines Lotusblattes)

YIDAM (tib.) – »fester Geist«; im tib. Buddhismus visualisierte persönliche Schutzgottheit

YIN-YANG MASSAGEN – von dem deutschen Tantriker *Andro* entwickelte ganzheitliche Massagen

YOGA (skt.) – »Verbindung, Vereinigung«; indische religiöse Lehre (oder Ansammlung solcher) mit körperlichen und geistigen Aspekten; es gibt tausende verschiedener Yoga-Wege; im Westen am bekanntesten ist der *Hatha-Yoga* oder körperliche Yoga, eine Art Gymnastik mit besonderer Beachtung des Atems *(Pranayama)*.

YONI (skt.) – indisch-tantrische Bezeichnung für die Vagina